Formación básica en higiene alimentaria, *food defense*, APPCC, limpieza y desinfección

Formación básica en higiene alimentaria, *food defense*, APPCC, limpieza y desinfección

Mercedes Fernández Correas,
Sara Jiménez Jiménez
y Silvia López García

Paraninfo | ESPECIALIDADES FORMATIVAS

Paraninfo

© Autoras: Mercedes Fernández Correas, Sara Jiménez Jiménez y Silvia López García
© Ediciones Paraninfo, SA, 2025
1.ª edición, 2025

C/ Sierra de Guadarrama 35. Naves 2, 3, 4 y 5
Pol. Ind. San Fernando II,
28830 San Fernando de Henares
Teléfono: 914 463 350
clientes@paraninfo.es / www.paraninfo.es

Producción: Nacho Cabal Ramos
Diseño: Eva Zuazua
Maquetación: Diseño y Control Gráfico

ISBN: 978-84-283-6817-9
Depósito legal: M-7488-2025

(30.686)

Impreso en España
Liberdigital (Casarrubuelos, Madrid)

La editorial recomienda que el alumnado realice las actividades sobre el cuaderno y no sobre el libro.

Este manual desarrolla la especialidad formativa denominada **Formación básica en higiene alimentaria, *food defense*, APPCC, limpieza y desinfección.** Con código INAD016FO.

El objetivo general es identificar los conceptos básicos de *food defense*, APPCC y limpieza y desinfección en los productos hortofruticolas.

El libro responde fielmente al desarrollo curricular establecido en los 12 módulos formativos que integran el programa formativo:

Módulos:

1: Higiene alimentaria

2: Alteración y contaminación de los alimentos

3: Los gérmenes

4: Medidas de higiene personal y hábitos correctos

5: Toxiinfecciones alimentarias

6: Tratamientos de conservación de los alimentos

7: Higiene de las instalaciones, máquinas y útiles de trabajo. Almacenamiento y transporte

8: Aplicación del sistema APPCC

9: Higiene alimentaria del sector de manipulado de productos hortofrutíco as

10: APPCC

11: Plan de limpieza y desinfección

12: *Food defense*

El cómputo total de horas formativas es de 10.

Las unidades del libro se acompañan de multitud de **recursos didácticos** que ayudarán a la mejor comprensión de la materia de estudio:

- Desarrollo del currículo oficial.
- Lenguaje claro y sencillo que favorece la comprensión.
- Explicaciones exhaustivas y rigurosas, pero también amenas y asequibles.
- Gran cantidad de fotografías y tablas explicativas.
- Argot técnico con los términos más relevantes para facilitar su consulta.
- Actividades finales de comprobación de tipo test y actividades de aplicación en todas las unidades.

Este libro cuenta con el **solucionario** de las actividades incluidas en el libro al que puede accederse previo registro, desde la ficha web de este libro en www.paraninfo.es.

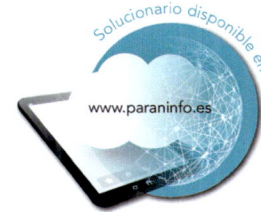

Solucionario disponible en
www.paraninfo.es

Presentación

Contenido

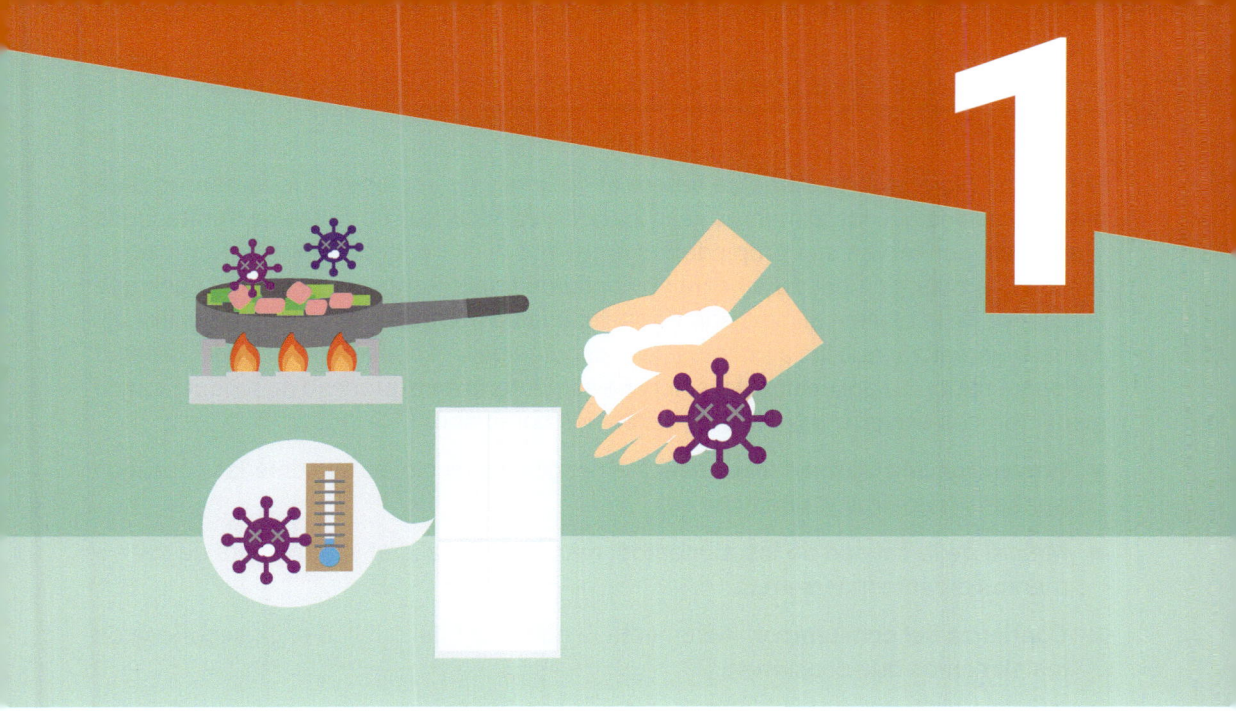

Higiene alimentaria

El término *higiene alimentaria* se refiere al conjunto de acciones que tomamos para asegurarnos de que los alimentos sean inocuos, es decir, que no causen enfermedades y, además, conserven sus propiedades nutritivas durante su proceso de fabricación (desde la producción primaria hasta su consumo final). Por tanto, podemos decir que el objetivo de la higiene alimentaria es prevenir las enfermedades transmitidas por alimentos, garantizar que los alimentos sean seguros para el consumo y proteger la salud del consumidor. La aplicación de la higiene alimentaria en el proceso de producción de alimentos nos asegura una serie de beneficios como son:

- **Prevención de enfermedades:** reduce el riesgo de infecciones alimentarias causadas por bacterias, virus y parásitos.

- **Mejora de la calidad de los alimentos:** mantiene la calidad y la frescura de los alimentos durante más tiempo.

- **Confianza del consumidor:** incrementa la confianza del público en la seguridad de los alimentos que consumen.

- **Cumplimiento normativo:** ayuda a cumplir con las regulaciones y estándares de seguridad alimentaria establecidos por las autoridades.

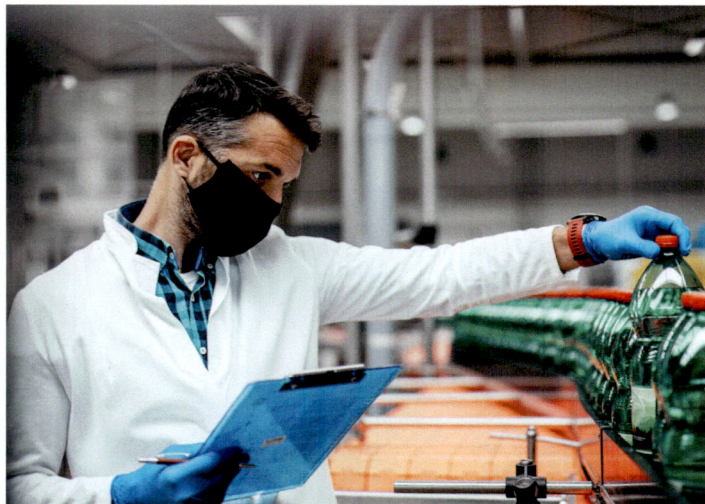

Figura 1.1. La higiene alimentaria es beneficiosa para la industria alimentaria.

Uno de los principios básicos de la higiene alimentaria es la limpieza y la desinfección de locales, equipos y utensilios de trabajo. Pero además de la limpieza y desinfección de las que hablaremos más adelante en este manual, dentro de la higiene alimentaria también tenemos que tener en cuenta el diseño de la instalación alimentaria, los materiales utilizados, la luminosidad, la ventilación de los espacios, al propio manipulador y todo lo referido a él, las prácticas culinarias, la identificación de riesgos (APPCC), la aplicación de medidas preventivas, la sostenibilidad, etcétera.

Para conseguir todo esto, un pilar principal es la formación de los manipuladores de alimentos que evitará prácticas inadecuadas que puedan contaminar el producto. El entendimiento por parte del trabajador de los riesgos asociados a su actuación es la mejor vía para aumentar la responsabilidad en el ámbito personal de cada uno de ellos. Es esencial que el personal involucrado en la preparación y manejo de los alimentos reciba formación adecuada para comprender la importancia de sus acciones. Algunas prácticas fundamentales incluyen:

- **Higiene personal:** lavado de manos frecuente y adecuado, uso de ropa limpia y, en algunos casos, uso de guantes y gorros.

- **Control de temperaturas:** mantener los alimentos perecederos a temperaturas seguras, tanto durante la preparación como en el almacenamiento, para prevenir el crecimiento de bacterias.

- **Separación de alimentos:** evitar la contaminación cruzada manteniendo separados los alimentos crudos de los cocidos y de aquellos que ya están listos para consumir.

- **Cocción adecuada:** asegurarse de que los alimentos alcancen la temperatura interna adecuada para matar microorganismos patógenos.

- **Limpieza y desinfección de superficies y utensilios:** garantizar que todas las superficies y utensilios utilizados en la preparación de alimentos estén limpios y desinfectados para evitar la contaminación.

Por tanto y como ya hemos dicho, la formación continua del personal es clave para mantener altos estándares de higiene alimentaria. Los programas de formación de las empresas deberán incluir temas como las buenas prácticas de manipulación, los riesgos asociados a la seguridad alimentaria y la normativa vigente. La formación no solo mejora las competencias técnicas del personal, sino que también fomenta una cultura de responsabilidad y compromiso con la seguridad alimentaria.

Siguiendo con los principios de la higiene alimentaria, una parte muy importante es el diseño de las instalaciones y los equipos de trabajo. Los locales, al igual que los equipos de trabajo y los utensilios, deben estar diseñados de manera que faciliten las operaciones de limpieza y desinfección y minimicen el riesgo de contaminación. Algunos aspectos clave incluyen:

- **Materiales adecuados:** utilizar materiales resistentes y fáciles de limpiar en superficies, utensilios y equipos.

- **Distribución y flujo:** organizar las áreas de trabajo para evitar la contaminación cruzada y permitir un flujo ordenado de los procesos.

- **Ventilación y luminosidad:** asegurar una ventilación adecuada para controlar la humedad y la temperatura, así como una iluminación suficiente para mantener condiciones higiénicas de trabajo.

Más adelante en este manual, ampliaremos este punto.

Por otro lado, la identificación y gestión de riesgos es una parte integral de la higiene alimentaria. Las empresas deben implementar sistemas de análisis de peligros y puntos de control críticos (APPCC) para identificar posibles riesgos en la cadena de producción y establecer medidas preventivas. Este enfoque proactivo permite detectar y corregir problemas antes de que se conviertan en amenazas para la salud pública. Al igual que en el apartado anterior, ampliaremos este punto según vayamos avanzando en este manual.

La higiene alimentaria no solo tiene implicaciones para la salud, sino también para la economía y la sociedad en general. Un brote de enfermedades transmitidas por alimentos puede tener consecuencias devastadoras, incluyendo costos económicos significativos y pérdida de confianza por parte de los consumidores. Por tanto, la inversión en higiene alimentaria es esencial para garantizar la sostenibilidad y la competitividad del sector alimentario.

ACTIVIDAD

Investiga en internet en relación a diferentes alertas alimentarias y sus consecuencias en los ámbitos social y económico.

Otra parte importante es la aplicación de normativas y la realización de controles regulares. En la Unión Europea, la normativa sobre higiene alimentaria se articula en varios reglamentos que establecen requisitos específicos para la producción y comercialización de alimentos. Estos reglamentos también establecen procedimientos para la supervisión y el control oficial, lo que garantiza el cumplimiento de las normas de seguridad alimentaria.

La inquietud sobre el consumo de alimentos sanos y seguros, así como varias crisis alimentarias ocurridas en un breve espacio de tiempo, llevó a la Unión Europea a desarrollar el llamado «paquete de higiene», creando una política global e integral que engloba todos los alimentos, desde la granja hasta la mesa.

Algunos de los reglamentos que se incluyen en el paquete de higiene son:

- Reglamento (CE) n.º 178/2002, por el que se establecen los principios y los requisitos generales de la legislación alimentaría, se crea la Autoridad Europea de Seguridad Alimentaria y se fijan procedimientos relativos a la seguridad alimentaria.

- Reglamento (CE) n.º 852/2004, relativo a la higiene de los productos alimenticios.

- Reglamento (CE) n.º 853/2004, por el que se establecen normas específicas de higiene de los alimentos de origen animal.

- Reglamento (CE) n.º 854/2004, por el que se establecen normas específicas para la organización de controles oficiales de los productos de origen animal destinados a consumo humano.

Estos dos últimos reglamentos se encuentran actualmente derogados por el Reglamento (UE) 2017/625 del Parlamento Europeo y del Consejo, de 15 de marzo de 2017, relativo a los controles y otras actividades oficiales realizados para garantizar la aplicación de la legislación sobre alimentos y piensos, y de las normas sobre salud y bienestar de los animales, sanidad vegetal y productos fitosanitarios.

En España, la seguridad e higiene alimentarias quedan reguladas por los siguientes reales decretos:

- Real Decreto 1086/2020, de 9 de diciembre, por el que se regulan y flexibilizan determinadas condiciones de aplicación de las disposiciones de la Unión Europea en materia de higiene de la producción y comercialización de los productos alimenticios y se regulan actividades excluidas de su ámbito de aplicación.

- Real Decreto 1021/2022, de 13 de diciembre, por el que se regulan determinados requisitos en materia de higiene de la producción y comercialización de los productos alimenticios en establecimientos de comercio al por menor.

Por otro lado, la Organización de las Naciones Unidas para la Alimentación y la Agricultura (FAO) afirma en relación a la seguridad alimentaria que: «a nivel de individuo, hogar, nación y global, se consigue cuando todas las personas, en todo momento, tienen acceso físico y económico a suficiente alimento, seguro y nutritivo, para satisfacer sus necesidades alimenticias y sus preferencias, con el objeto de llevar una vida activa y sana».

Para ello, deben darse una serie de condiciones:

- Oferta y disponibilidad de alimentos adecuados.

- Estabilidad de la oferta sin fluctuaciones, ni escasez, en función de la estación o época del año.

- Acceso a los alimentos o a la capacidad para adquirirlos.

- Buena calidad e inocuidad de los alimentos.

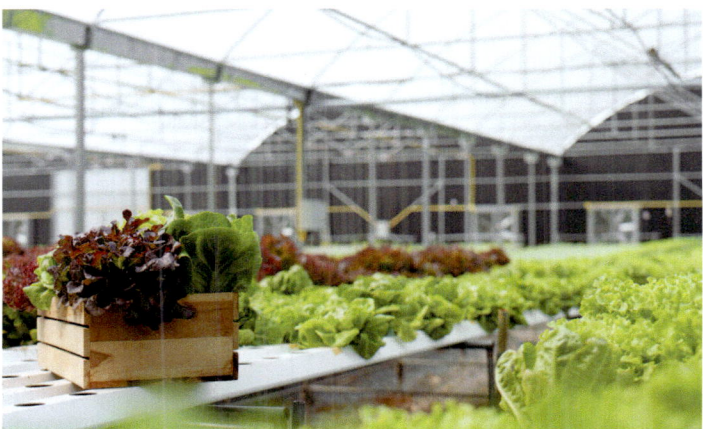

Figura 1.2. La seguridad alimentaria asegura la buena calidad de los alimentos.

A continuación, vamos a ver qué significado tiene cada una de ellas y cuáles son sus implicaciones:

- **Oferta y disponibilidad de alimentos adecuados:** se refiere a la existencia de suficientes alimentos nutritivos y variados que estén disponibles para la población. Implica que la producción, distribución y comercialización de alimentos sean eficientes y capaces de satisfacer las necesidades dietéticas de las personas. Sus implicaciones son que exista una producción suficiente, es decir, que los sistemas agrícolas y de producción deben ser capaces de generar suficientes alimentos para todos. También que exista una distribución eficiente, o lo que es lo mismo, que los alimentos estén disponibles en todos los lugares donde la gente los necesite, lo que implica una logística y un transporte efectivos. Y por último, implica variedad y nutrición, que significa que los alimentos disponibles deben ser variados y nutritivos para cubrir las necesidades dietéticas de la población.

- **Estabilidad de la oferta sin fluctuaciones, ni escasez, en función de la estación o época del año:** refiriéndose en este caso a la capacidad de mantener un suministro constante y predecible de alimentos a lo largo del año, independientemente de las variaciones estacionales y de las condiciones climáticas. Esto implica que es necesario contar con sistemas de almacenamiento adecuados que permitan conservar alimentos durante largos periodos. También implica diversificar las fuentes de alimentos y depender de múltiples regiones o métodos de producción para evitar la escasez estacional y, por último, desarrollar sistemas de producción y distribución resilientes que puedan soportar perturbaciones como desastres naturales, conflictos o crisis económicas.

- **Acceso a los alimentos o a la capacidad para adquirirlos:** esta condición se refiere a la capacidad de las personas para obtener alimentos suficientes, tanto en términos físicos como económicos. No basta con que los alimentos estén disponibles; las personas deben poder acceder a ellos. Y para ello, se deben dar tres situaciones diferentes:

  - **Accesibilidad económica:** las personas deben tener suficiente poder adquisitivo para comprar alimentos. Esto implica empleo, ingresos y precios de alimentos que sean asequibles.

  - **Accesibilidad física:** los alimentos deben estar disponibles en lugares accesibles para todos, incluyendo zonas rurales y comunidades marginadas.

  - **Políticas sociales:** implementación de políticas de apoyo social, como subsidios alimentarios, programas de alimentación escolar y ayudas para los más vulnerables.

- **Buena calidad e inocuidad de los alimentos:** lo que significa que los alimentos disponibles deben ser seguros para el consumo, libres de contaminantes y cumplir con los estándares de calidad y seguridad alimentaria. Por lo que deberá existir una serie de regulaciones y controles estrictos para garantizar que los a imentos no contengan contaminantes químicos, biológicos o físicos. Además, se promoverá la educación y la conciencia sobre prácticas de manipulación segura de alimentos tanto en la producción como en el consumo. Por último, se implantarán tecnología y prácticas agrícolas, de procesamiento y de almacenamiento que mantengan la calidad e inocuidad de los alimentos.

La seguridad alimentaria es un concepto integral que abarca la disponibilidad, estabilidad, acceso y calidad de los alimentos. Cada una de estas condiciones es fundamental para asegurar que todas las personas puedan disfrutar de una alimentación adecuada y segura en todo momento. Lograr la seguridad alimentaria requiere un esfuerzo coordinado entre productores, gobiernos, organizaciones y consumidores para superar los desafíos y garantizar que todos tengan acceso a alimentos suficientes, seguros y nutritivos.

Como conclusión final, podemos decir que la higiene y la seguridad alimentarias son dos componentes esenciales para garantizar la seguridad y la calidad de los alimentos. Desde la producción hasta el consumo, cada etapa del proceso alimentario debe estar vigilada y controlada para prevenir riesgos y asegurar que los alimentos que llegan a nuestras mesas sean seguros y nutritivos. La colaboración de todos los actores involucrados, desde los productores hasta los consumidores, es fundamental para lograr este objetivo y proteger la salud pública.

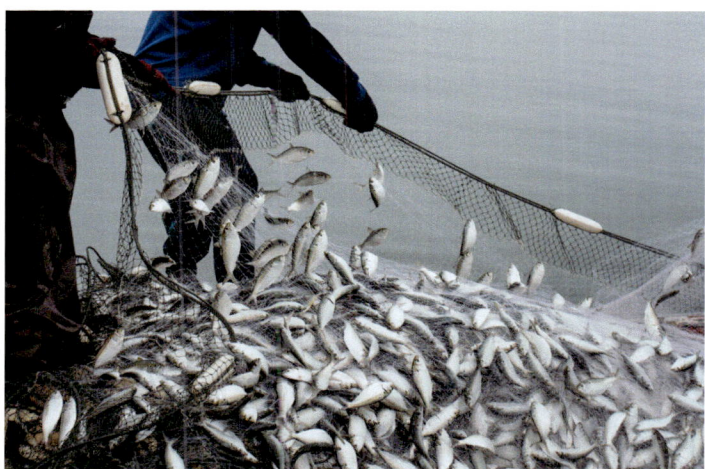

Figura 1.3. La higiene y seguridad alimentarias se deben aplicar desde la producción primaria.

ACTIVIDAD

Rellena el siguiente cuadro relacionando los conceptos que aparecen con sus definiciones correctas:

CONCEPTO	DEFINICIÓN
Contaminación cruzada	
Microrganismos patógenos	
Temperatura de conservación	
Contaminación física	
Buenas prácticas de higiene	
Aditivos y conservantes	
Oxidación de grasas	
Manipulación de alimentos	
Residuos de pesticidas	
Refrigeración	

- Definiciones:
  A. Bacterias como salmonela, *Escherichia coli* y listeria.
  B. Práctica que implica lavar las manos adecuadamente antes de preparar alimentos.
  C. Proceso químico que causa rancidez en los alimentos.
  D. Uso de sustancias para prolongar la vida útil de los alimentos.
  E. Transferencia de contaminantes de un alimento a otro o a superficies limpias.
  F. Mantener los alimentos a temperaturas bajas para retardar el crecimiento microbiano.
  G. Presencia de fragmentos de vidrio o metal en los alimentos.
  H. Restos químicos de plaguicidas en frutas y verduras.
  I. Almacenar alimentos perecederos a menos de 5 °C.
  J. Proceso de preparación y manejo de alimentos para prevenir la contaminación.

RESUMEN

La higiene alimentaria implica todas las acciones para garantizar que los alimentos sean seguros y no causen enfermedades, manteniendo sus propiedades nutritivas desde la producción hasta el consumo. Los objetivos principales incluyen prevenir enfermedades, mejorar la calidad de los alimentos, aumentar la confianza del consumidor y cumplir con las normativas de seguridad. Es crucial la limpieza y desinfección de locales, equipos y utensilios, así como la formación continua de los manipuladores de alimentos. El diseño de instalaciones también juega un papel importante, asegurando que sean fáciles de limpiar y minimizar el riesgo de contaminación. La gestión de riesgos mediante sistemas como APPCC y la aplicación de normativas y controles regulares son esenciales. La seguridad alimentaria tiene implicaciones para la salud, la economía y la sociedad, y requiere una colaboración coordinada entre todos los actores involucrados.

ACTIVIDADES FINALES

TEST DE EVALUACIÓN

1.1. **¿Cuál es el objetivo principal de la higiene alimentaria?**

   a) Mejorar el sabor de los alimentos.

   b) Prevenir enfermedades transmitidas por alimentos.

   c) Reducir el costo de producción.

   d) Aumentar la producción de alimentos.

1.2. **¿Qué es la contaminación cruzada?**

   a) Proceso de eliminar microorganismos.

   b) Uso de materiales no adecuados en superficies.

   c) Transferencia de microorganismos de un alimento a otro.

   d) Aplicación de normativas de seguridad.

1.3. **¿Qué significa APPCC?**

   a) Análisis de Producción de Productos de Calidad Controlada.

   b) Análisis de Peligros y Puntos de Control Críticos.

   c) Administración de Productos de Calidad Controlada.

   d) Asociación de Producción y Control de Calidad.

1.4. **¿Cuál es una práctica fundamental para evitar la contaminación en la preparación de alimentos?**

   a) Lavado frecuente de manos.

   b) Uso de utensilios de plástico.

   c) Almacenamiento en estanterías de madera.

   d) Cocinar a baja temperatura.

1.5. **¿Qué regula el Reglamento (CE) n. º 178/2002?**

   a) Los principios y requisitos generales de la legislación alimentaria en la UE.

   b) El diseño de las cocinas.

   c) La distribución de alimentos en supermercados.

   d) La producción de alimentos orgánicos.

1.6. **¿Qué es la seguridad alimentaria según la FAO?**

   a) Producción suficiente de alimentos.

   b) Control de precios de alimentos.

   c) Regulación de exportaciones de alimentos.

   d) Acceso a suficiente alimento seguro y nutritivo en todo momento.

1.7. **¿Cuál es una de las condiciones para la seguridad alimentaria?**

    a) Variedad de alimentos no nutritivos.

    b) Producción constante y predecible de alimentos.

    c) Incremento en el costo de los alimentos.

    d) Reducción en la cantidad de alimentos disponibles.

1.8. **¿Qué incluye el paquete de higiene de la Unión Europea?**

    a) Reglas para la producción de productos de limpieza.

    b) Normas de diseño arquitectónico de restaurantes.

    c) Directrices para la publicidad de alimentos.

    d) Normativas sobre la higiene de los alimentos.

1.9. **¿Qué se debe hacer para prevenir el crecimiento de bacterias en alimentos perecederos?**

    a) Cocinarlos a baja temperatura.

    b) Mantenerlos a temperaturas seguras.

    c) Mezclarlos con alimentos crudos.

    d) Almacenarlos en lugares oscuros.

1.10. **¿Qué es esencial para mantener altos estándares de higiene alimentaria en el personal?**

    a) Reducir la cantidad de empleados.

    b) Uso de uniformes no higiénicos.

    c) La formación continua del personal.

    d) Almacenamiento de alimentos en lugares no adecuados.

GLOSARIO

- **APPCC**: sigla de Análisis de Peligros y Puntos de Control Críticos; sistema para gestionar riesgos alimentarios.

- **Contaminación cruzada**: transferencia de microorganismos de un alimento a otro.

- **Desinfección**: proceso de eliminar microorganismos patógenos de superficies y utensilios.

- **Inocuo**: alimento que no causa daño o enfermedad.

- **Manipulador de alimentos**: persona que maneja alimentos durante su preparación y servicio.

- **Paquete de higiene**: conjunto de normativas de la UE para la seguridad alimentaria.

- **Reglamento (CE) n. º 178/2002**: legislación que establece los principios de la seguridad alimentaria en la UE.

- **Seguridad alimentaria**: acceso a suficiente alimento seguro y nutritivo.

- **Sostenibilidad**: capacidad de mantener prácticas alimentarias sin afectar negativamente el medio ambiente o la sociedad.

- **Ventilación**: sistema que controla la humedad y temperatura en espacios alimentarios.

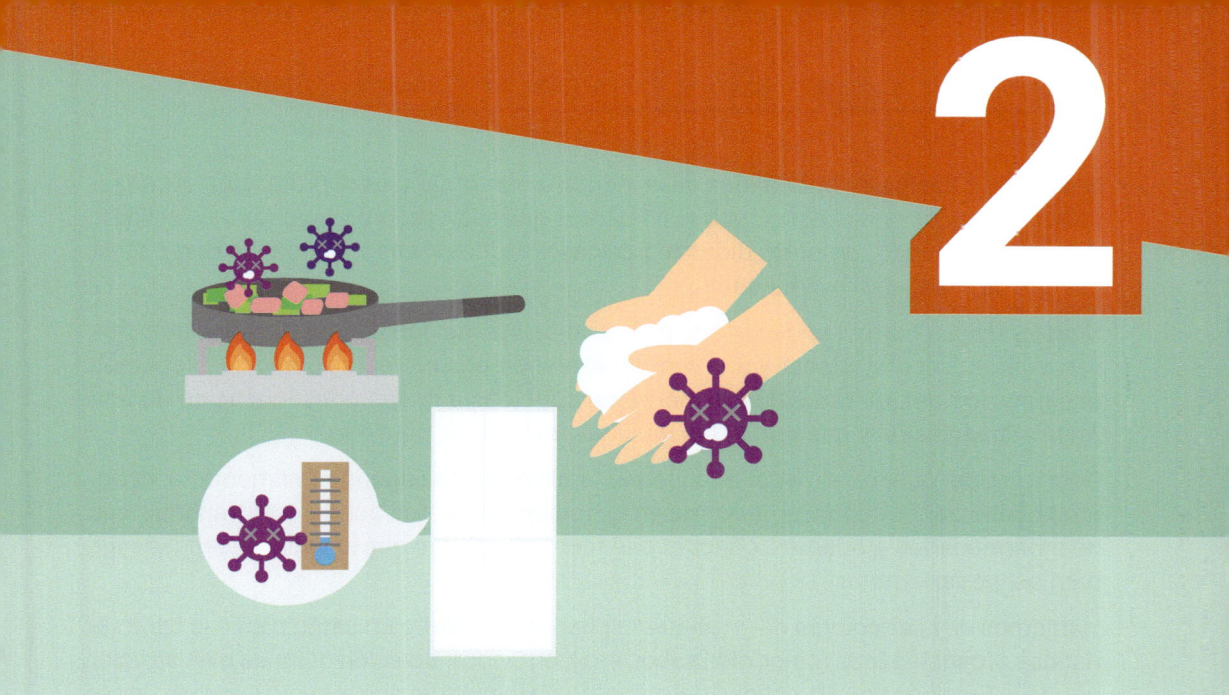

Alteración y contaminación de los alimentos

Una de las principales prioridades de la industria alimentaria es la protección al consumidor. Este tiene derecho a consumir alimentos que sean seguros, inocuos y de calidad. Para ello, se deben tomar medidas higiénicas en todas y cada una de las fases de la cadena de producción alimentaria.

Unas prácticas correctas de higiene por parte de los manipuladores de alimentos, nos van a garantizar una higiene y una seguridad alimentaria correctas por lo que debemos asegurarnos de que todo el personal toma conciencia de las consecuencias de una mala manipulación y que toman las medidas adecuadas para ello.

Para conocer cuál es el papel que juegan la higiene y la seguridad alimentaria, debemos comenzar por conocer la forma en la que los alimentos pueden ser transmisores de enfermedades y, además, conocer qué factores son los que lo van a desencadenar, para así poder evitarlo.

Hablamos de la **alteración** de un alimento cuando este sufre un cambio en sus características organolépticas (color, olor, sabor, etc.), en su composición química o en su valor nutritivo. Esto hace que la calidad del alimento disminuya, lo que supone que deje de ser apetecible para el consumidor, aunque, generalmente, no va a poner en riesgo su salud.

Las alteraciones de los alimentos no siempre son perjudiciales, como pueden ser la putrefacción de la carne o la oxidación de grasas que dan como resultado olores y sabores desagradables. En ocasiones, nos encontramos con alteraciones beneficiosas para el alimento como pueden ser las provocadas por las levaduras del pan, el vino o la cerveza, o las bacterias que dan como resultado el yogur. Y también con alteraciones que son indiferentes, es decir, que no tienen ninguna consecuencia ni en el prodcuto ni en la salud del consumidor, como puede ser la solidificación del aceite debido al frío.

Los alimentos pueden sufrir alteraciones por diferentes motivos:

- Alteraciones físicas por un calentamiento excesivo del producto, una deshidratación o diferentes alteraciones mecánicas, como los golpes.

- Alteraciones químicas por el enranciamiento de grasas o la adquisición de coloraciones anormales.

- Alteraciones biológicas con consecuencia de la presencia de insectos, parásitos, animales como los roedores y microorganismos (fermentación y putrefacción).

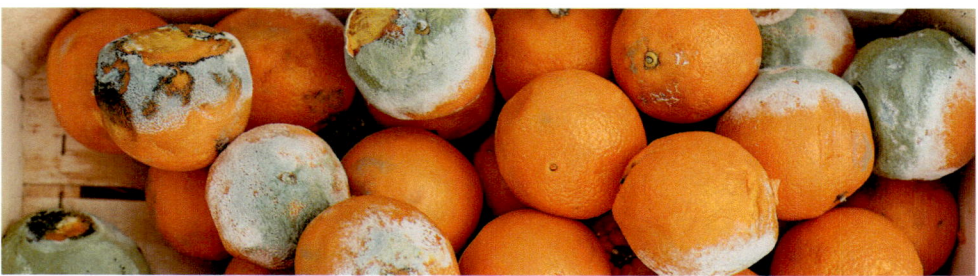

Figura 2.1. Naranjas en mal estado (alteración).

© Ediciones Paraninfo

De manera más concreta, podemos decir que los principales factores que alteran los alimentos son:

A. Factores físicos

- **Temperatura:** las variaciones de temperatura pueden acelerar la descomposición de los alimentos. La temperatura alta promueve el crecimiento de microorganismos y la actividad enzimática, mientras que la temperatura baja (refrigeración y congelación) puede retardar estos procesos, pero no detenerlos completamente.

- **Humedad:** el nivel de humedad afecta la tasa de descomposición y el crecimiento microbiano. Una alta humedad puede fomentar el crecimiento de mohos y bacterias, mientras que una baja humedad puede deshidratar y alterar la textura de los alimentos.

- **Luz:** la exposición prolongada a la luz, especialmente a la luz ultravioleta, puede degradar ciertos nutrientes, como las vitaminas, y afectar la calidad sensorial de los alimentos.

- **Oxígeno:** la presencia de oxígeno puede llevar a la oxidación de grasas y aceites, causando rancidez. La oxidación también puede afectar el color y el sabor de los alimentos.

B. Factores químicos

- **Residuos de pesticidas:** los residuos de pesticidas utilizados en la agricultura pueden permanecer en los alimentos y ser nocivos para la salud.

- **Contaminantes ambientales:** sustancias químicas como metales pesados (mercurio, plomo, cadmio), contaminantes industriales y dioxinas pueden contaminar los alimentos a través del agua, el aire y el suelo.

- **Aditivos y conservantes:** el uso excesivo o inadecuado de aditivos y conservantes puede causar reacciones químicas no deseadas y alterar la seguridad y calidad de los alimentos.

- **Migración de sustancias** desde envases: sustancias químicas pueden migrar desde los materiales de empaque a los alimentos, especialmente si se utilizan envases inadecuados o si se almacenan alimentos a temperaturas inapropiadas.

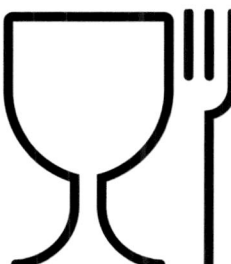

Figura 2.2. Material apto para uso en contacto con los alimentos.

C. Factores biológicos

- **Microorganismos:** bacterias (salmonela, *Escherichia coli*, listeria), virus (*Norovirus*, virus de la hepatitis A), hongos (mohos, levaduras) y parásitos (giardia, triquina) pueden proliferar en los alimentos y causar enfermedades.

- **Enzimas naturales:** las enzimas presentes en los alimentos pueden catalizar reacciones que causan descomposición y pérdida de calidad, como el pardeamiento en frutas y vegetales.

- **Infestación por plagas:** insectos, roedores y otras plagas pueden contaminar los alimentos con sus excrementos, pelos y cuerpos, además de propagar microorganismos patógenos.

D. Factores ambientales

- **Contaminación del agua:** el agua contaminada utilizada en el riego, lavado y procesamiento de alimentos puede introducir patógenos y sustancias químicas nocivas en los alimentos.

- **Calidad del suelo:** suelos contaminados con pesticidas, metales pesados y otros químicos pueden transferir estos contaminantes a los cultivos.

- **Calidad del aire:** emisiones industriales y agrícolas pueden depositar contaminantes en los alimentos durante el cultivo, la cosecha y el procesamiento.

- **Condiciones de almacenamiento y transporte:** la exposición a condiciones inadecuadas de temperatura, humedad y limpieza durante el almacenamiento y el transporte puede llevar a la contaminación y deterioro de los alimentos.

Así, tenemos alimentos perecederos, semiperecederos y estables o no perecederos según la facilidad que estos tienen para alterarse:

- **Perecederos:** debemos utilizar diferentes técnicas de conservación para evitar que se alteren. Tienen una elevada cantidad de agua en su composición (frutas, carnes, pescados, etcétera).

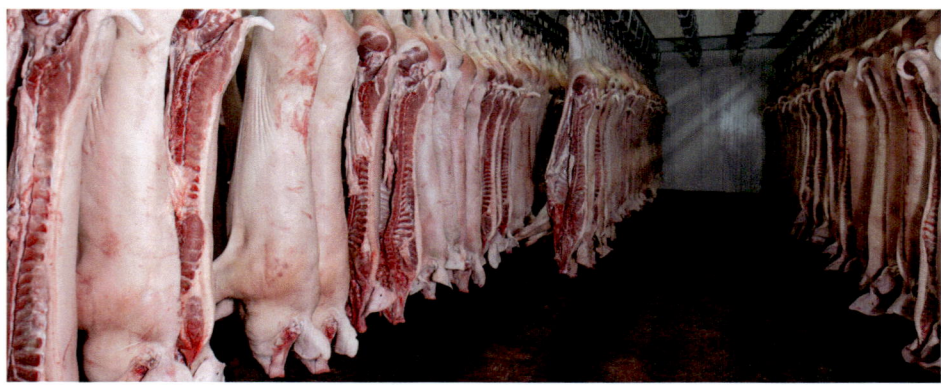

Figura 2.3. Ejemplo de alimento perecedero.

© Ediciones Paraninfo

■ **Semiperecederos:** los alimentos como los tubérculos, las gramíneas o los frutos secos tienen una gran durabilidad, ya que su contenido en agua es menor y, por tanto, dependerán de la humedad relativa para comenzar a deteriorarse. Además, contienen ácidos o azúcares que dificultan el desarrollo microbiano, por lo que, si se conservan de forma adecuada, tardarán en alterarse.

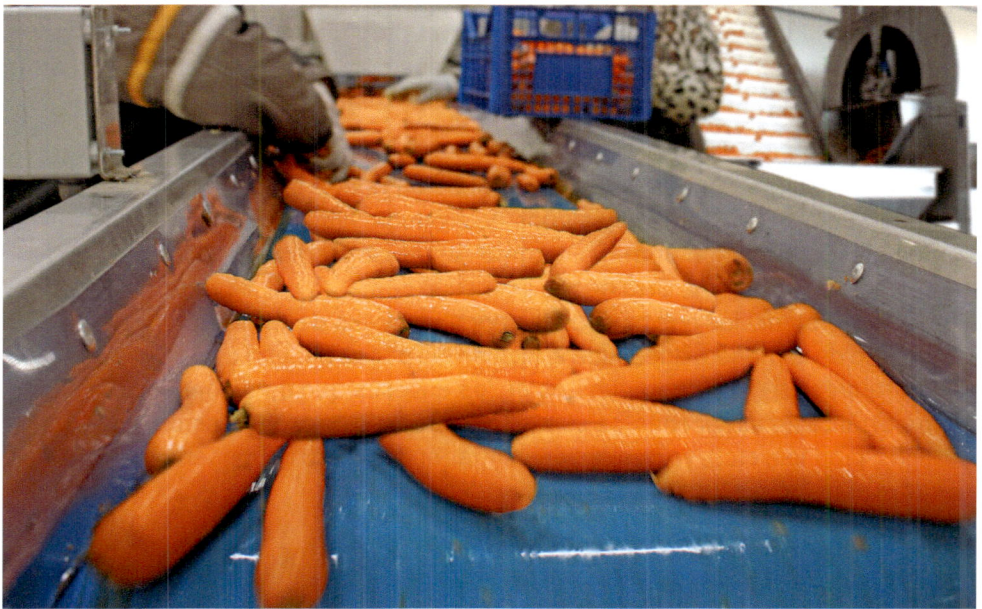

Figura 2.4. Ejemplo de alimento semiperecedero.

■ **Estables o no perecederos:** tienen poca agua en su composición, por lo que su deterioro será mucho más lento. Ejemplos de alimentos no perecederos pueden ser: legumbres, miel, azúcar, sal, harina, leche en polvo...

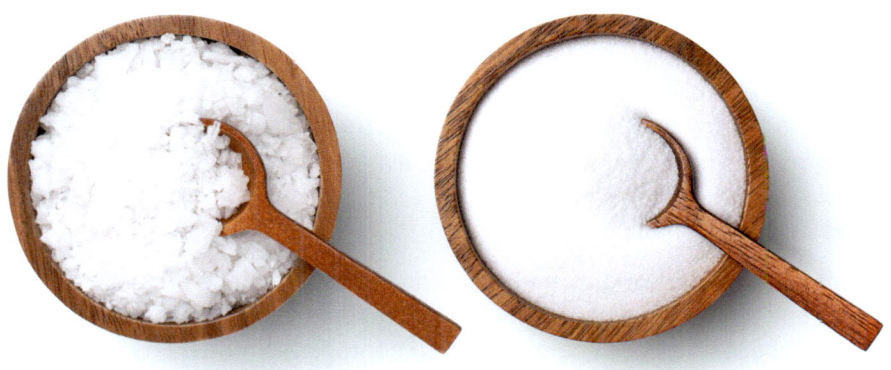

Figura 2.5. Ejemplo de alimento no perecedero.

Podemos hablar de **contaminación** de un alimento cuando en este aparezca cualquier tipo de materia que no sea propia de él y, además, esta sea capaz de producir una enfermedad a quien lo consuma. Esa materia de la que hablamos puede ser de tipo físico, químico o biológico, por lo que podemos hablar de:

- **Contaminación física:** se da cuando en los alimentos aparecen elementos como vidrio, pelos, trozos de madera o de metal (esquirlas de los utensilios de trabajo), pulseras, lápices, pepitas o huesecillos del propio alimento o incluso insectos o partes de ellos… Estos contaminantes pueden provocar desde heridas o atragantamientos en el caso de ser ingeridos hasta toxiinfecciones por los gérmenes que portan insectos o roedores.

- **Contaminación química**: esta contaminación puede tener diferentes orígenes. El primero puede estar en los residuos de productos utilizados para el control de plagas en la producción primaria o como restos de medicamentos en animales que han estado enfermos. Otro origen está en el contacto del alimento con superficies, equipos o utensilios que han pasado por un proceso de limpieza el cual no se ha terminado de la manera adecuada e, incluso, se puede dar una contaminación química por migración de los compuestos de los envases que contienen los alimentos. Es importante no almacenar los alimentos cerca de los productos de limpieza (como lejías, jabones, etc.), ya que pueden entrar en contacto de manera accidental y contaminar los alimentos.

- **Contaminación biológica:** hablamos de bacterias, parásitos y virus. En este caso concreto, las bacterias son los microorganismos que presentan el mayor problema de contaminación, ya que su capacidad de reproducción es muy elevada haciendo que el consumidor enferme fácilmente. Este tipo de contaminación es muy peligrosa, ya que no se ve a simple vista, es decir, el alimento no se ve deteriorado, ni huele, ni sabe mal, por lo que el consumidor lo ingiere sin preocupación.

  Este tipo de contaminación puede llegar al alimento por medio de las manos del operario, por contacto con alimentos contaminados o con superficies contaminadas como mesas, recipientes, utensilios o equipos contaminados. También puede llegar a través de insectos o roedores (moscas, hormigas, cucarachas, ratones y ratas, aves o incluso animales domésticos) que están en contacto con el alimento. El agua, el polvo, la tierra y también los utensilios de trabajo pueden ser contaminantes si no se toman las medidas necesarias para evitarlo.

Formas de contaminación:

- **Contaminación en origen**: en el caso de los alimentos de origen animal estos pueden venir contaminados de origen. Es el caso de los huevos cuando se contaminan con las heces de la gallina que pueden contener salmonela o cuando la carne viene con restos de medicamentos. En el caso de los productos de origen vegetal, estos pueden contener restos de plaguicidas o restos de tierra.

- **Contaminación directa o por manipulación:** siendo la persona que manipula los alimentos el mayor factor de riesgo en cuanto a contaminación se refiere, este tipo de contaminación es la más frecuente dentro de la industria alimentaria. Por esta razón, es fundamental una higiene correcta y continua del manipulador y además esta debe estar presente en el mismo lugar de trabajo y en los equipos y utensilios utilizados. Ejemplos de este tipo de contaminación serían: la falta de higiene de manos del manipulador o el estornudar o toser sobre el alimento, además del contacto con superficies no higienizadas o rotas.

- **Contaminación cruzada:** nos referimos, en este caso, al paso de cualquier contaminante (bacteria, producto químico, elemento físico), desde un alimento o materia prima contaminados a otro alimento que no lo está o a superficies en contacto con este que se encuentran limpias (mesas, equipos, utensilios). A su vez, este tipo de contaminación puede darse de manera directa o de manera indirecta.

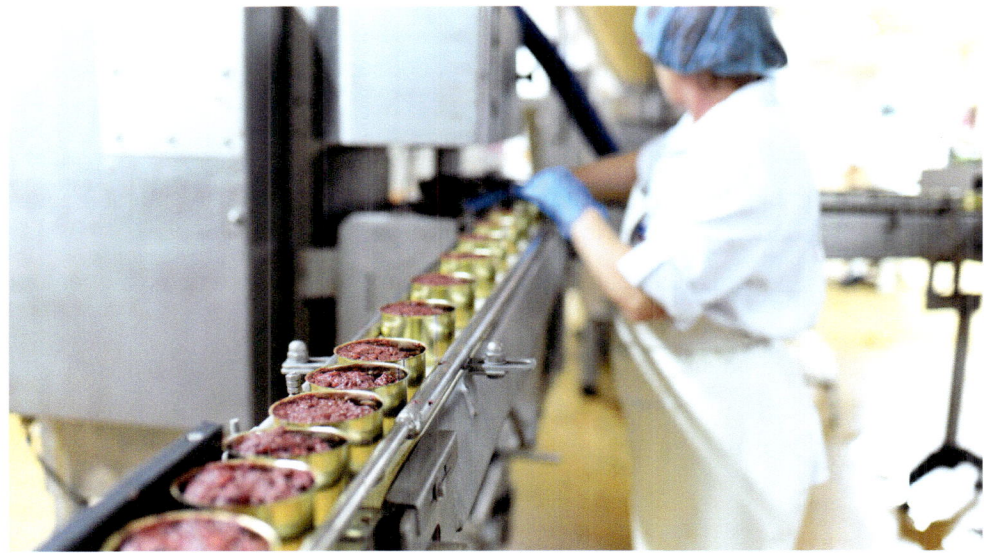

Figura 2.6. Los manipuladores de alimentos son la principal fuente de la contaminación cruzada.

ACTIVIDAD

A continuación, encontrarás una serie de frases relacionadas con la alteración y la contaminación de alimentos. Cada frase tiene uno o más espacios en blanco. Rellena los espacios con la palabra o palabras correctas de la lista proporcionada.

Lista de palabras

Microorganismos	Temperatura
Contaminación	Oxidación
Luz	Pesticidas
Residuos	Plagas
Humedad	Almacenamiento

1. La _____ de los alimentos puede ser causada por factores físicos, quími-cos o biológicos.

2. La _____ de grasas resulta en sabores y olores desagradables.

3. La presencia de _____ como salmonela y *Escherichia coli* puede causar enfermedades graves en los consumidores.

4. La _____ cruzada ocurre cuando contaminantes pasan de un alimento a otro.

5. La _____ adecuada de los alimentos perecederos es crucial para prevenir su deterioro.

6. Los residuos de _____ en frutas y verduras pueden ser peligrosos para la salud.

7. Los _____ como el mercurio y el plomo pueden contaminar los alimentos a través del suelo y el agua.

8. Una alta _____ puede fomentar el crecimiento de mohos y bacterias en los alimentos.

9. Las _____ de insectos y roedores pueden contaminar los alimentos y propagar enfermedades.

10. La exposición prolongada a la _____ ultravioleta puede degradar nutrien-tes en los alimentos.

RESUMEN

La higiene alimentaria es crucial para garantizar la seguridad y calidad de los alimentos en todas las fases de su producción. Unas prácticas higiénicas adecuadas por parte de los manipuladores de alimentos son esenciales para evitar enfermedades transmitidas por alimentos y mantener la confianza del consumidor. Las alteraciones de los alimentos pueden ser físicas, químicas o biológicas y no siempre implican un riesgo para la salud. Los alimentos se clasifican en perecederos, semiperecederos y no perecederos según su facilidad para alterarse. La contaminación alimentaria puede ser física, química o biológica, y puede ocurrir en origen, durante la manipulación o por contaminación cruzada.

ACTIVIDADES FINALES

TEST DE EVALUACIÓN

2.1. ¿Qué implica la higiene alimentaria?

a) Reducir costos de producción.

b) Mejorar el sabor de los alimentos.

c) Garantizar la seguridad y calidad de los alimentos.

d) Aumentar el tiempo de cocción.

2.2. ¿Cuál es una consecuencia de una mala manipulación de alimentos?

a) Mejora el valor nutritivo.

b) Aumenta la confianza del consumidor.

c) Riesgo de enfermedades transmitidas por alimentos.

d) Prolonga la vida útil del alimento.

2.3. ¿Qué es una alteración en un alimento?

a) Cambio en su peso.

b) Cambio en sus características organolépticas.

c) Cambio en su precio.

d) Cambio en su embalaje.

2.4. ¿Cuál de las siguientes es una alteración biológica de los alimentos?

a) Enranciamiento de grasas.

b) Oxidación por luz.

c) Presencia de microorganismos.

d) Migración de sustancias desde envases.

2.5. ¿Qué factor puede causar una alteración física en los alimentos?

a) Residuos de pesticidas.

b) Alta temperatura.

c) Presencia de plagas.

d) Aditivos y conservantes.

2.6. ¿Cuál de los siguientes es un factor químico que puede alterar los alimentos?

a) Temperatura.

b) Luz.

c) Residuos de pesticidas.

d) Humedad.

2.7. **¿Cuál de los siguientes es un ejemplo de contaminación física?**

a) Vidrio en los alimentos.

b) Bacterias en los alimentos.

c) Pesticidas en los alimentos.

d) Migración de sustancias desde envases.

2.8. **¿Qué tipo de alimentos tienen una elevada cantidad de agua y se alteran rápidamente?**

a) Semiperecederos.

b) Estables.

c) No perecederos.

d) Perecederos.

2.9. **¿Qué es la contaminación cruzada?**

a) Uso de envases no adecuados.

b) Transferencia de contaminantes entre alimentos.

c) Presencia de residuos de pesticidas.

d) Alta humedad en el almacenamiento.

2.10. **¿Cuál de los siguientes alimentos es considerado estable o no perecedero?**

a) Carne.

b) Pescado.

c) Leche en polvo.

d) Frutas.

GLOSARIO

- **Alteración**: cambio en las características organolépticas, químicas o nutritivas de un alimento.

- **Contaminación cruzada**: transferencia de contaminantes de un alimento o superficie contaminada a uno no contaminado.

- **Higiene alimentaria**: conjunto de medidas y prácticas para garantizar la seguridad y calidad de los alimentos.

- **Inocuo**: que no causa daño o enfermedad.

- **Manipulador de alimentos**: persona que maneja o procesa alimentos durante su producción.

- **Microorganismo**: ser vivo microscópico como bacterias, virus, y hongos que pueden causar enfermedades.

- **Organoléptico**: relacionado con las propiedades sensoriales de un alimento como el color, olor y sabor.

- **Perecedero**: alimento que se deteriora rápidamente y necesita conservación adecuada.

- **Residuos de pesticidas**: restos de sustancias químicas usadas en la agricultura que pueden ser nocivas si quedan en los alimentos.

- **Semiperecedero**: alimento con menor contenido de agua y mayor durabilidad que los perecederos.

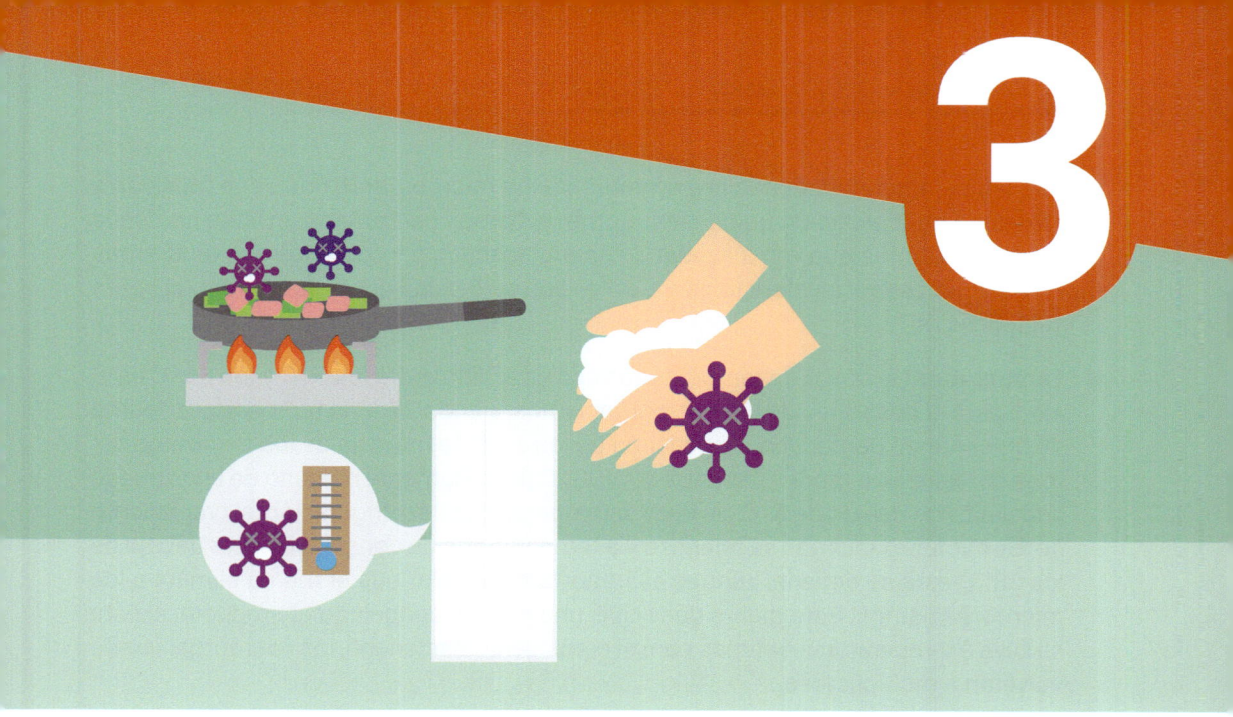

Los gérmenes

Una de las características más importantes de los microorganismos es la facilidad y la rapidez de multiplicación que tienen. Como ya hemos comentado, existen una serie de factores externos que van a ayudar a esa multiplicación y sobre los que tendremos que prestar una especial atención para evitar que se den las condiciones idóneas para la multiplicación.

■ **Temperatura:** el rango de temperaturas comprendido entre los 5 °C y los 65 °C es el ideal para el desarrollo de los microorganismos, siendo 37 °C la temperatura óptima de crecimiento bacteriano. Por encima de los 65 °C la mayoría de los microorganismos comienzan a morir y pasados los 100 °C prácticamente ninguno de ellos puede subsistir. Por debajo de 5 °C, es decir, a temperaturas de refrigeración, el crecimiento de los microorganismos se ralentiza y a temperaturas de congelación, por debajo de los 18 °C esta se detiene, aunque es importante señalar que el frío no elimina a los microorganismos. Esto quiere decir que, una vez descongelado el producto, si este se lleva a temperaturas óptimas para el crecimiento bacteriano, los microorganismos volverán a multiplicarse.

■ **Oxígeno:** que haya más o menos oxígeno determinará la actividad de los microorganismos. Los microorganismos aerobios necesitan oxígeno para vivir, los anaerobios no necesitan oxígeno para vivir y los facultativos crecen en presencia o no de oxígeno. Para evitar el crecimiento microbiano se utilizan atmósferas controladas en el envasado o también el envasado al vacío.

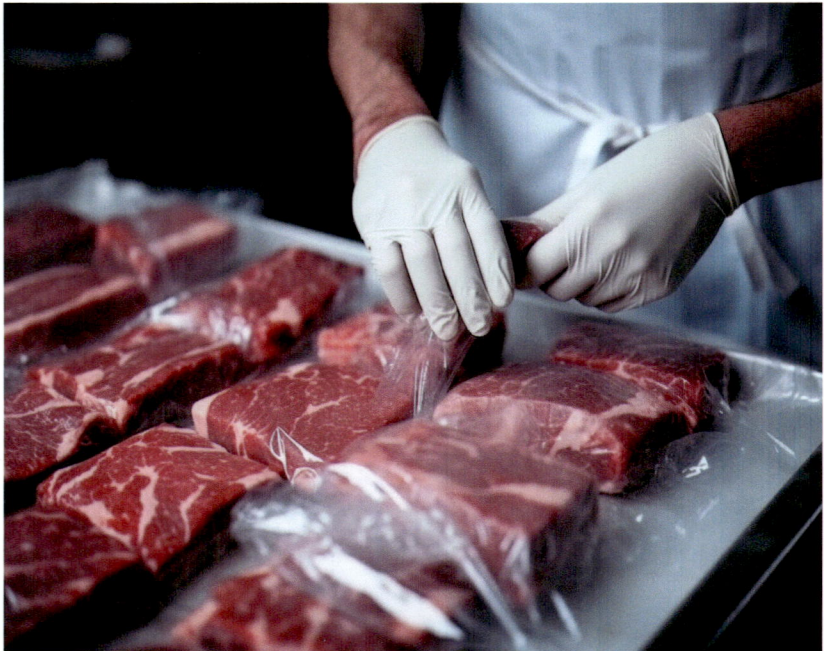

Figura 3.1. Existen microorganismos aerobios que necesitan oxígeno para vivir.

- **Tiempo:** cuanto más tiempo estén los microorganismos en condiciones favorables de temperatura oxígeno y humedad, su crecimiento será más ráp do. En condiciones favorables una sola bacteria es capaz de multiplicarse y dar lugar a 134 millones de bacterias en nueve horas.

- **Humedad:** el agua es necesaria para la vida, por tanto, si el alimento se encuentra en un ambiente húmedo, los m croorganismos tendrán más facilidad para crecer y reproducirse.

En cuanto a los factores propios del alimento, estos serían:

- **Composición del alimento:** los nutrientes propios del producto son el alimento ideal para los microorganismos, estos se alimentan sobre todo de proteínas por lo que alimentos como la leche, la carne o el pescado son más sensibles a la acción de los microorganismos.

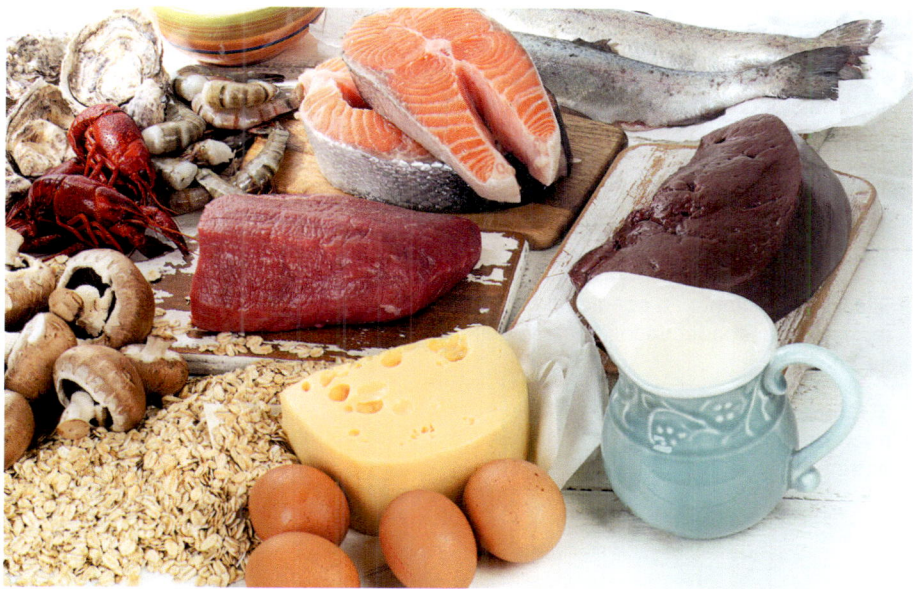

Figura 3.2. La composición del alimento influye en la acción de los microorganismos sobre él.

- **Actividad del agua:** los alimentos con elevada actividad de agua o agua disponible como son carnes, pescados, verduras, frutas...en general, los alimentos perecederos, son más propensos a ser atacados por microorganismos que los que tienen baja actividad de agua como galletas, nueces, legumbres, es decir, alimentos semi o no perecederos.

- **pH:** el pH mide el grado de acidez del alimento. Los microorganismos crecen mejor en pH neutro, mientras que los pH ácidos evitan su crecimiento.

ACTIVIDAD

Relaciona las definiciones con los factores de la siguiente tabla:

DEFINICIONES	FACTORES
El nivel adecuado de agua en el ambiente favorece el crecimiento microbiano.	TEMPERATURA
La presencia de alimentos con suficiente contenido energético y nutricional que los microorganismos pueden utilizar.	HUMEDAD
La capacidad de ciertos microorganismos de prosperar en condiciones ácidas o alcalinas.	NUTRIENTES
La exposición al aire, especialmente a gases que pueden oxidar alimentos y permitir el desarrollo de microorganismos.	pH
El tiempo durante el cual los alimentos permanecen en condiciones óptimas para el crecimiento microbiano.	OXÍGENO
La falta de limpieza y desinfección adecuada que permite la proliferación de microorganismos.	TIEMPO
La cantidad de luz, especialmente la ultravioleta, que puede inhibir o fomentar el crecimiento microbiano.	LUZ
El almacenamiento en condiciones inadecuadas como temperaturas inadecuadas, mala ventilación o alta humedad.	ALMACENAMIENTO
El rango de temperatura que permite a los microorganismos crecer más rápidamente, generalmente entre 5 °C y 65 °C.	PRÁCTICAS DE HIGIENE

Ya sabemos que la contaminación de los alimentos, proviene de diferentes fuentes: la contaminación física, la química y la biológica, siendo esta última la más importante, ya que es la responsable de la mayoría de las enfermedades originadas por el consumo de alimentos.

Los microorganismos causantes de esta contaminación tienen en común que son organismos vivos, principalmente microorganismos que se encuentran en el alimento y que, en condiciones ideales de temperatura, humedad, pH, etc., se multiplican con mucha rapidez. Además, al tratarse de organismos microscópicos, no se pueden detectar a simple vista.

En relación al ser humano, los microorganismos se pueden clasificar como:

- Flora banal o no patógenos
- Beneficiosos
- Patógenos

FLORA BANAL O NO PATÓGENOS: los microorganismos no patógenos, también conocidos como flora banal, son aquellos que, aunque no causan enfermedades, pueden estar presentes en los alimentos y en el entorno alimentario. Su presencia no es necesariamente perjudicial y, en algunos casos, pueden tener efectos beneficiosos o neutros en los alimentos.

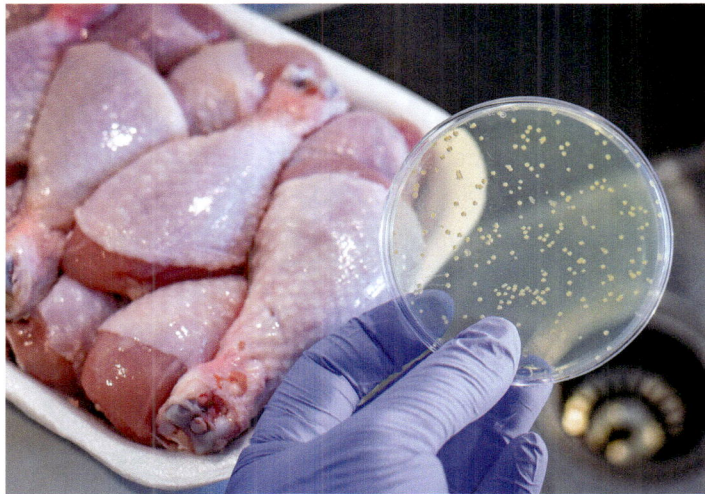

Figura 3.3. La flora banal no causa enfermedades.

Algunos ejemplos de este tipo de microorganismos son:

- **Bacterias del ácido láctico (BAL):** aunque muchas BAL son utilizadas intencionalmente en la fermentación de alimentos, algunas pueden estar presentes de manera natural sin causar daño como el *Lactobacillus*.

- ***Micrococcus:*** este género de bacterias es común en el ambiente y en la piel humana. No suelen causar enfermedades y pueden estar presentes en productos cárnicos y lácteos.

- ***Bacillus:*** *Bacillus subtilis* es un ejemplo de bacteria no patógena que puede encontrarse en productos alimentarios. Aunque es un esporulado, su presencia en pequeñas cantidades no representa un riesgo para la salud.

- ***Streptococcus* no patógenos:** algunas especies de *Streptococcus* no son patógenas y pueden encontrarse en productos lácteos.

BENEFICIOSOS: los microorganismos beneficiosos desempeñan un papel crucial en la producción y conservación de alimentos. Estos microorganismos, que incluyen bacterias, levaduras y hongos, son utilizados en diversos procesos alimentarios para mejorar la seguridad, la calidad y las propiedades nutricionales de los alimentos. Estos microorganismos se dividen en diferentes tipos:

A. Bacterias lácticas

- **Lactobacillus:** utilizadas en la fermentación de yogur, queso, encurtidos y otros productos lácteos. Estas bacterias convierten los azúcares en ácido láctico, lo que ayuda a conservar los alimentos y les da su sabor característico. El *Lactobacillus* también está implicado en la fermentación de la col para la obtención de chucrut.

- **Streptococcus thermophilus:** trabaja en combinación con el *Lactobacillus* en la producción de yogur y otros productos fermentados.

B. Levaduras

- **Saccharomyces cerevisiae:** una de las levaduras más conocidas, es fundamental en la producción de pan, cerveza y vino. Fermenta los azúcares para producir dióxido de carbono y alcohol.

- **Candida milleri:** trabaja en simbiosis con otras levaduras en la fermentación de masas madre para panadería.

C. Hongos

- *Penicillium*: utilizado en la producción de quesos como el roquefort, el camembert y el brie. Estos hongos contribuyen al sabor y textura únicos de estos quesos.

- *Aspergillus oryzae*: importante en la fermentación de soja para producir salsa de soja, miso y sake.

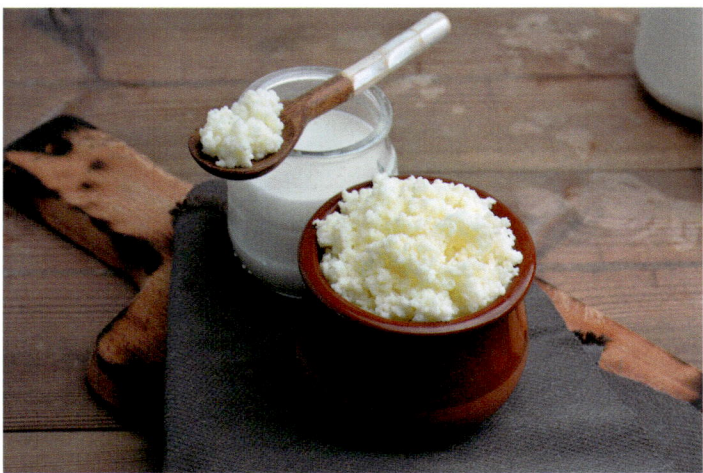

Figura 3.4. Kéfir.

Ejemplos de otros alimentos que se originan gracias a estos microorganismos beneficiosos son: chucrut (col fermentada con bacterias del ácido láctico), kéfir (bebida fermentada a partir de leche), miso (pasta de soja fermentada con *Aspergillus oryzae*), tempeh (producto de soja fermentado con el hongo *Rhizopus oligosporus*).

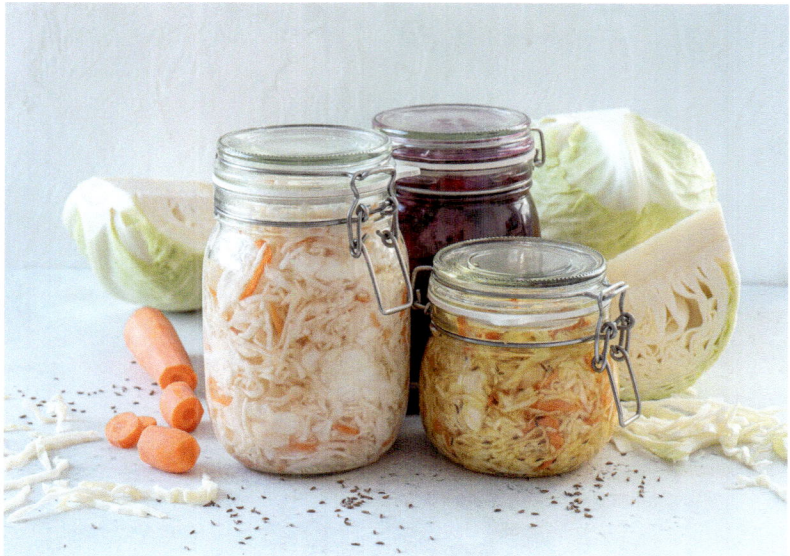

Figura 3.5. Chucrut.

PATÓGENOS: pueden causar enfermedades en los seres humanos. Estos patógenos incluyen bacterias, virus, parásitos y hongos que pueden contaminar los alimentos en cualquier etapa de la cadena alimentaria, desde la producción y procesamiento hasta la distribución y consumo. La presencia de patógenos en los alimentos es una de las principales preocupaciones de la seguridad alimentaria, ya que puede llevar a brotes de enfermedades transmitidas por alimentos (ETA).

- **Bacterias**: son las responsables de la mayoría de las enfermedades de transmisión alimentaria: salmonelosis (*Salmonella*), listeriosis (*Listeria monocytogenes*), botulismo (*Clostridium botulinum*), *Escherichia coli*, etcétera.

- **Virus**: son los responsables, entre otras enfermedades, de la hepatitis A. Necesitan invadir células de otro ser vivo para poder reproducirse. Pueden transmitirse a través de una persona portadora, por aguas contaminadas o por utensilios que estén sucios, una de las recomendaciones que se dan para evitar una infección por virus es el lavado de manos, además del uso de agua potable tanto para beber como para la limpieza de utensilios y superficies.

- **Parásitos**: viven a expensas de otros organismos de los que obtienen un beneficio. El parásito más conocido es el anisakis que se puede encontrar en el pescado y cuyas larvas se desarrollan en el aparato digestivo humano al ingerir pescado crudo o poco cocinado. Otro ejemplo sería la triquinosis producida al ingerir carne de cerdo contaminada con *Trichinella spiralis*.

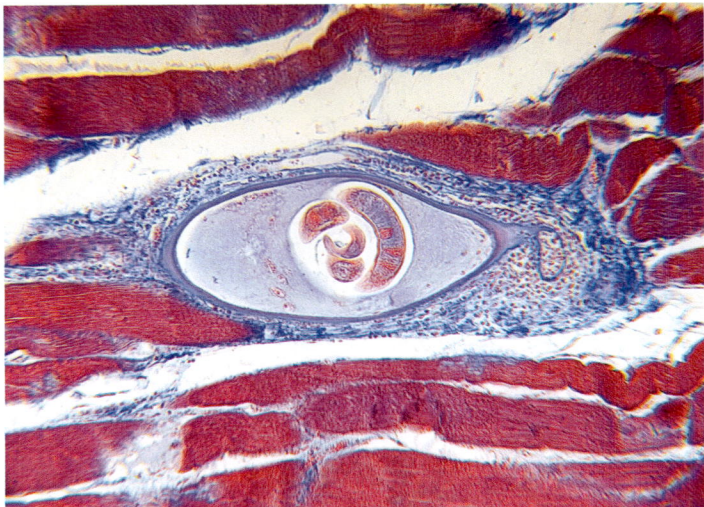

Figura 3.6. Parásito de *Trichinella spiralis* visto al microscopio.

■ **Mohos**: crecen en ambientes húmedos y ocasionan alteraciones en los alimentos. Aunque los mohos hacen inadecuado para su consumo a los alimentos, no suelen ser peligrosos para la salud, pero algunos de ellos (*Aspergillus*) suelen desarrollarse en la superficie del alimento y pueden producir micotoxinas que, al penetrar en el alimento y posteriormente ser consumidas por el hombre pueden producir micotoxicosis que, a la larga, pueden ser cancerígenas.

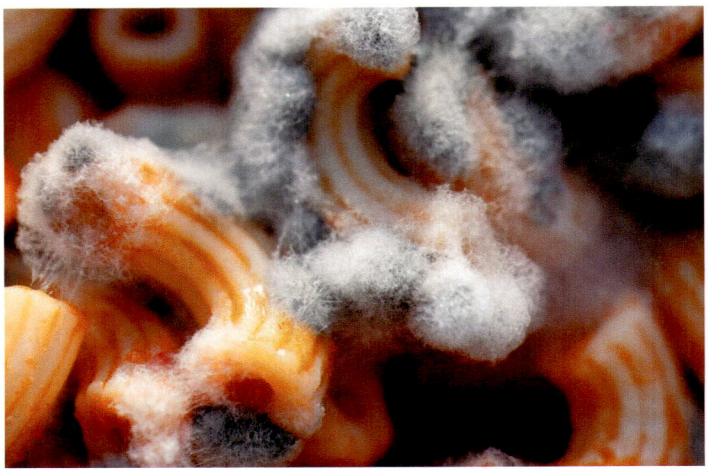

Figura 3.7. Alimento con moho.

ACTIVIDAD

Indica al lado de cada uno de los siguientes microorganismos patógenos si se trata de un parásito, un virus, una bacteria o un moho:

MICROORGANISMO PATÓGENO	TIPO
Salmonella	
Escherichia coli	
Listeria monocytogenes	
Norovirus	
Aspergillus flavus	
Campylobacter jejuni	
Giardia iamblia	
Trichinella spiralis	
Virus de la hepatitis A	
Penicillium expansum	

RESUMEN

Los microorganismos tienen una alta capacidad de multiplicación influenciada por factores externos como la temperatura, el oxígeno, el tiempo y la humedad. Las temperaturas entre 5 °C y 65 °C son óptimas para el crecimiento microbiano, mientras que por debajo de 5 °C su crecimiento se ralentiza y se detiene a -18 °C. La disponibilidad de oxígeno afecta su actividad, siendo los microorganismos aerobios dependientes del oxígeno, y los anaerobios, independientes del mismo. El tiempo en condiciones favorables acelera su reproducción. La humedad facilita su crecimiento y la composición de los alimentos y el pH también influyen. Los alimentos con alta actividad de agua y pH neutro son más susceptibles a la contaminación microbiana.

Los microorganismos se clasifican en flora banal o no patógenos, beneficiosos y patógenos. Los no patógenos son inocuos y ubicuos, no causan enfermedades y pueden estar presentes en el entorno alimentario sin efectos adversos. Los beneficiosos, como las bacterias lácticas, levaduras y hongos, juegan un papel crucial en la producción y conservación de alimentos, mejorando su seguridad, calidad y propiedades nutricionales. Los patógenos, como bacterias, virus, parásitos y hongos, pueden causar enfermedades transmitidas por alimentos, siendo una de las principales preocupaciones de la seguridad alimentaria.

ACTIVIDADES FINALES

TEST DE EVALUACIÓN

3.1. **¿Cuál es la temperatura óptima de crecimiento bacteriano?**

a) 5 °C.

b) 37 °C.

c) 65 °C.

d) 18 °C.

3.2. **¿Qué microorganismo se utiliza en la producción de pan?**

a) *Lactobacillus.*

b) *Streptococcus thermophilus.*

c) *Saccharomyces cerevisiae.*

d) *Candida milleri.*

3.3. **¿Qué rango de temperatura es ideal para el crecimiento de los microorganismos?**

a) 0 °C a 50 °C.

b) 10 °C a 45 °C.

c) 5 °C a 65 °C.

d) 18 °C a 0 °C.

3.4. **¿Qué medida es eficaz para evitar el crecimiento de microorganismos anaerobios?**

a) Mantener temperaturas de refrigeración.

b) Controlar la actividad del agua.

c) Uso de atmósferas controladas o envasado al vacío.

d) Ajustar el pH a niveles neutros.

3.5. **¿Qué microorganismo está involucrado en la fermentación del yogur?**

a) *Lactobacillus.*

b) *Micrococcus.*

c) *Aspergillus oryzae.*

d) *Bacillus subtilis.*

3.6. **¿Qué patógeno es responsable de la salmonelosis?**

a) *Listeria monocytogenes.*

b) *Clostridium botulinum.*

c) *Escherichia coli.*

d) *Salmonella.*

3.7. ¿Cuál de los siguientes es un ejemplo de flora banal?

a) *Lactobacillus.*

b) *Penicillium.*

c) *Salmonella.*

d) *Aspergillus oryzae.*

3.8. ¿Qué tipo de microorganismos necesitan oxígeno para vivir?

a) Anaerobios.

b) Aerobios.

c) Facultativos.

d) Patógenos.

3.9. ¿Qué factor de los siguientes no influye en el crecimiento de microorganismos en los alimentos?

a) Composición del alimento.

b) Color del alimento.

c) Humedad.

d) pH.

3.10. ¿Qué microorganismo es utilizado en la producción de queso roquefort?

a) *Streptococcus thermophilus.*

b) *Candida milleri.*

c) *Aspergillus oryzae.*

d) *Penicillium.*

GLOSARIO

- **Actividad del agua**: cantidad de agua disponible en los alimentos, que influye en el crecimiento microbiano.

- **Aerobios**: microorganismos que necesitan oxígeno para vivir.

- **Anaerobios**: microorganismos que no requieren oxígeno para vivir.

- **Esporulación**: formación de esporas por ciertos microorganismos, permitiéndoles sobrevivir en condiciones adversas.

- **Fermentación**: proceso metabólico en el que los microorganismos convierten azúcares en ácido láctico, alcohol u otros productos.

- **Flora banal**: microorganismos no patógenos que no causan enfermedades.

- **Micotoxinas**: toxinas producidas por algunos mohos que pueden ser peligrosas para la salud.

- **Patógenos**: microorganismos que pueden causar enfermedades en los seres humanos.

- **pH**: medida del grado de acidez o alcalinidad de un alimento.

- **Probióticos**: microorganismos vivos que, cuando se consumen en cantidades adecuadas, tienen beneficios para la salud del huésped.

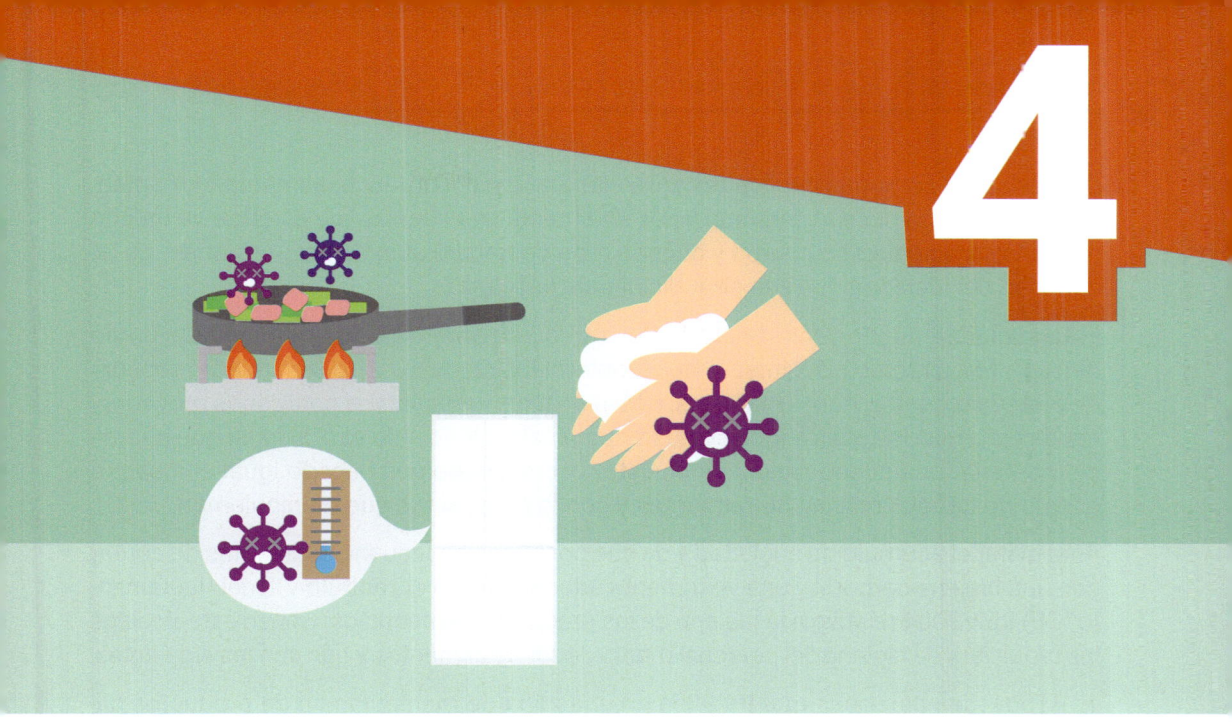

Medidas de higiene personal y hábitos correctos

Que todas las personas implicadas en la elaboración del producto alimentario mantengan una correcta higiene personal no es solamente una cuestión de estética, va mucho más allá, ya que nuestro cuerpo y nuestra ropa de trabajo pueden ser portadores de tal cantidad de suciedad que sea perjudicial para la salud.

Esta suciedad puede venir de productos químicos que hayamos manipulado, como detergentes, pinturas o desinfectantes (contaminación química), o bien puede proceder de materia orgánica, como manchas, o bien de microorganismos patógenos procedentes de estornudos, toses e incluso de restos fecales. Y no solo eso, al igual que hemos de mantener una buena higiene en nuestro cuerpo, debemos hacerlo igual en nuestro puesto de trabajo, con las herramientas y con los productos que manipulamos.

Para evitar el acúmulo de suciedad y de sus posibles consecuencias además de contar con una higiene corporal y una vestimenta adecuadas, en el capítulo VIII del Reglamento (CE) 852/2004 relativo a la higiene de los productos alimenticios, vienen establecidos los requisitos de higiene del personal manipulador de alimentos y que son los siguientes:

1. «Todas las personas que trabajen en una zona de manipulación de productos alimenticios deberán mantener un elevado grado de limpieza y deberán llevar una vestimenta adecuada, limpia y, en su caso, protectora.

2. Las personas que padezcan o sean portadoras de una enfermedad que pueda transmitirse a través de los productos alimenticios, o estén aquejadas, por ejemplo, de heridas infectadas, infecciones cutáneas, llagas o diarrea, no deberán estar autorizadas a manipular los productos alimenticios ni entrar bajo ningún concepto en la zona de manipulación cuando exista riesgo de contaminación directa o indirecta. Toda persona que se halle en tales circunstancias, que esté empleada en una empresa del sector alimentario y que pueda estar en contacto con productos alimenticios deberá poner de manera inmediata en conocimiento del operador de empresa la enfermedad que padece o los síntomas que presenta y, si es posible, también sus causas».

Los manipuladores de alimentos deben seguir una serie de reglas básicas de higiene, que les ayudan a tener una absoluta limpieza y unos buenos hábitos personales para evitar la transmisión de enfermedades alimentarias.

MANOS

El lavado de manos es obligatorio y debe hacerse de manera continua, sobre todo:

- Al comenzar la jornada laboral y cada vez que se interrumpa el trabajo.
- Después de tocar alimentos crudos.
- Antes de manipular alimentos cocinados.
- Después de ir al servicio.
- Después de manipular basuras o desechos de alimentos.

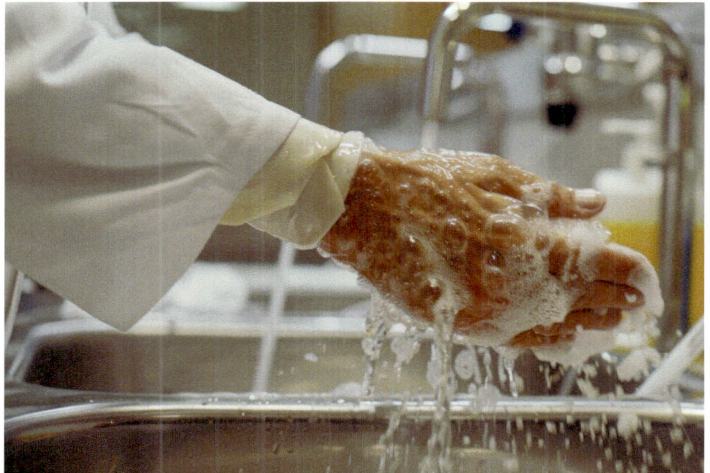

Figura 4.1. El lavado de manos es esencial para la manipulación de alimentos.

Este lavado se hará con agua caliente y jabón antibacteriano, después se secará con papel secante. Las uñas se mantendrán cortas y limpias. No se podrá usar esmalte ni uñas postizas.

El uso de guantes no es obligatorio. En el caso de usarlos, estos mantendrán las condiciones de higiene adecuadas lo que no excluye al manipulador del lavado de manos las veces que sean necesarias. La AESAN (Agencia Española de Seguridad Alimentaria y Nutrición) hace las siguientes recomendaciones:

1. «Usar guantes solo cuando las características del trabajo o del trabajador así lo requieran. Lo más adecuado es no usar guantes en la manipulación de alimentos y lavar las manos tantas veces como sea necesario.

2. En cualquier caso, los guantes deben tener colores que no puedan confundirse con ningún alimento y permitan distinguir cualquier fragmento que se haya desprendido durante su manipulación.

3. Antes de usar un guante hay que proceder al lavado y secado de manos, también deben retirarse anillos, relojes, etc., que pueden romperlo y que fijan a la piel partículas que se desprenden del guante.

4. Deben cambiarse los guantes para prácticas distintas.

5. Después del uso de guantes no desechables se limpiarán estos por las dos caras y se dejarán secar al revés».

Además, advierten la adecuación de seguir la siguiente recomendación: «El guante látex no es adecuado para la práctca alimentaria por el riesgo de originar reacciones alérgicas a los consumidores».

NARIZ, BOCA Y GARGANTA

Cuando nos tocamos la cara, nos sonamos la nariz o tosemos, expulsamos microorganismos que pueden contaminar el alimento, por lo que se recomienda:

- No toser ni estornudar sobre los alimentos, se recomienda cubrirse la boca y la nariz con un pañuelo desechable al toser o estornudar y desechar el pañuelo inmediatamente en un contenedor adecuado. En caso de no tener pañuelo, se aconseja toser o estornudar en el pliegue del codo. En ambos casos, se deberán lavar las manos posteriormente.

- No comer, beber o masticar chicle mientras se manipulan alimentos. Se utilizarán siempre las áreas designadas para ello que se situarán lejos de las zonas de producción de los alimentos. El lavado de manos será obligatorio al volver a la zona de producción.

- No fumar ni vapear en la sala donde se preparan los alimentos. Siempre se hará en la calle o en las zonas permitidas, y será obligatorio el lavado de manos a la vuelta.

- No hablar directamente encima de los alimentos si no se dispone de mascarilla.

- No está permitido el uso de maquillaje en general.

- Las cremas o perfumes con olores fuertes tampoco están permitidos por el riesgo de contaminación al alimento.

Por otro lado, debemos destacar que el uso de mascarilla, sin ser obligatorio, sí es recomendable.

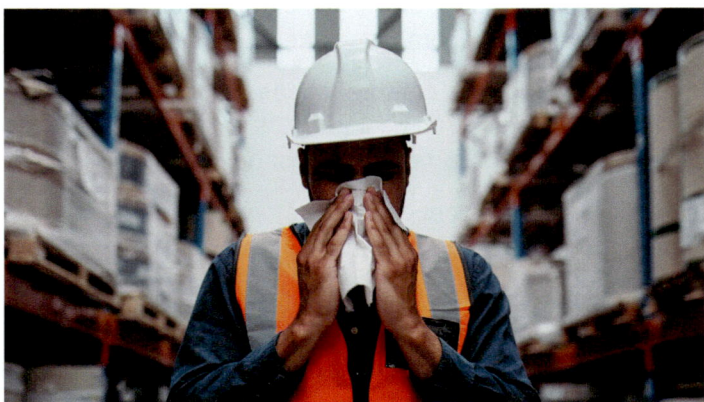

Figura 4.2. Hay que cubrirse boca y nariz con un pañuelo al estornudar.

PELO

El pelo es uno de los mayores focos de contaminación cuando se trabaja con alimentos, ya que puede transportar bacterias y otros patógenos por lo que, de manera obligatoria, deberá llevarse limpio y recogido, además de tapado con un gorro o cubrecabezas que cubra la totalidad del cabello. De esta manera, evitamos tocarnos el pelo y que este caiga sobre los alimentos y las superficies de trabajo.

Esta norma se aplica tanto a mujeres como a hombres. En el caso de los hombres que tengan barba, esta deberá ir también cubierta.

Los gorros o cubrecabezas deben estar hechos de materiales resistentes, fáciles de limpiar y desinfectar o ser desechables, además, deberán ajustarse bien a la cabeza.

Todas estas normas deberán estar por escrito en la empresa y deberán ser comunicadas a los empleados en sus formaciones. Además, será la empresa quien proporcione a los empleados los gorros o cubrecabezas necesarios para llevar a cabo su trabajo y serán los empleados quienes cuidarán de todo el material y lo mantendrán limpio y en buen estado, reemplazándolo, si fuese necesario, de manera regular.

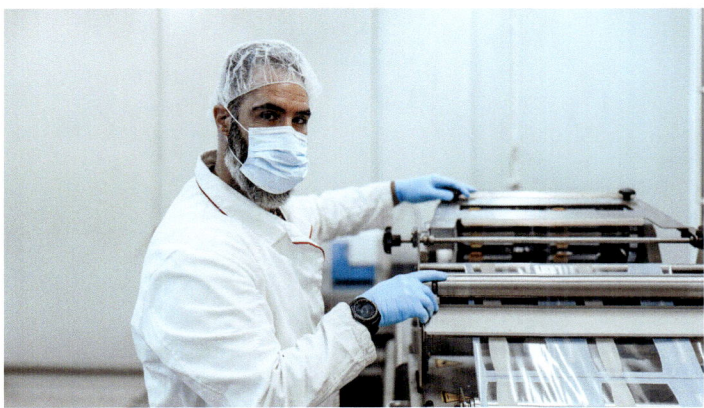

Figura 4.3. Cabello y barba deberán ir cubiertos.

ROPA DE TRABAJO

La ropa de trabajo en la industria alimentaria desempeña un papel crucial en la prevención de la contaminación y en el mantenimiento de altos estándares de higiene y seguridad alimentaria. En cuanto a la ropa de trabajo, esta deberá tener una serie de características:

- La ropa será cómoda, de color claro, se mantendrá limpia y será de uso exclusivo en el puesto de trabajo. Esta cubrirá la mayor parte del cuerpo incluido el cuello. El calzado será de uso exclusivo.

- Se contará con ropa de protección básica, como batas o uniformes, pantalones y camisas. Y ropa de protección adicional, como delantales, cubrezapatos o guantes y gorros, de los que ya hemos hablado, entre otros.

- La ropa de trabajo se utilizará de manera exclusiva dentro de las áreas de producción y nunca fuera de estas zonas. La ropa de calle quedará en el vestuario y colocada en la taquilla correspondiente (taquillas dobles con casilleros separados para la ropa de calle y el uniforme de trabajo). Nunca se utilizará para trabajar, incluido el calzado. Por tanto, cada vez que se abandone la zona de producción el empleado deberá ir a los vestuarios y cambiar su uniforme de trabajo por ropa de calle.

- Cuando se alternan labores de manipulación de alimentos con otras, como limpieza o manejo de basuras, se deberá utilizar una ropa diferente, la cual puede ser, por ejemplo, una bata desechable.

La ropa de trabajo debe ser reemplazada regularmente, según el desgaste y las necesidades específicas del entorno de trabajo. Cualquier prenda que esté desgastada, rota o no se pueda limpiar adecuadamente debe ser descartada y reemplazada.

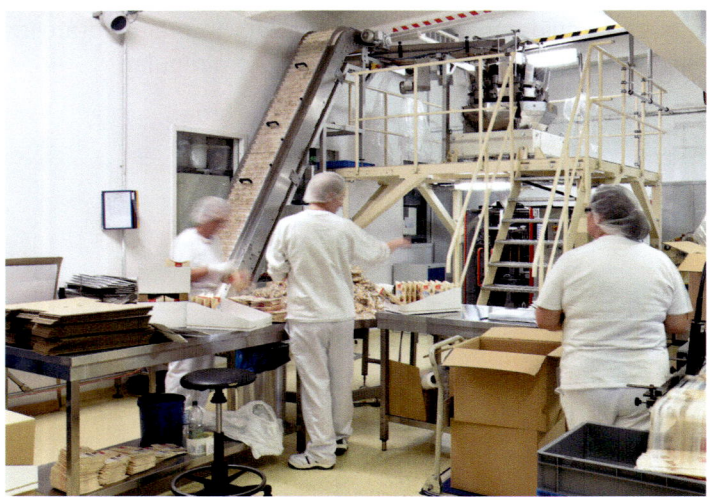

Figura 4.4. La ropa de trabajo será de colores claros.

Por otro lado, el uso de joyas y relojes en la industria alimentaria puede representar un riesgo significativo de contaminación, tanto física como microbiológica, para los productos alimenticios. Las partículas y microorganismos pueden alojarse en estos objetos y transferirse a los alimentos durante su manipulación. Por lo tanto, es crucial seguir pautas estrictas para gestionar su uso y asegurar la inocuidad alimentaria.

Así, en la mayoría de las instalaciones dentro de la industria alimentaria, no está permitido usar objetos personales tales como relojes, pulseras, collares, anillos, pendientes, etc. En algunas instalaciones, las alianzas lisas y sin piedras están permitidas, aunque se recomienda evitar cualquier tipo de excepción para minimizar riesgos.

En cuanto a los dispositivos médicos tipo bombas de insulina o pulseras de alerta médica, se deben tomar precauciones adicionales y seguir las políticas de la empresa.

ACTIVIDAD

Crea un cuadro en el que aparezcan de manera resumida las principales recomendaciones sobre higiene en la manipulación de alimentos.

RESUMEN

La higiene personal es crucial en la elaboración de productos alimentarios para prevenir la contaminación y garantizar la salud. Tanto el cuerpo como la ropa y el entorno de trabajo deben mantenerse limpios. El Reglamento (CE) 852/2004 establece requisitos específicos para la higiene del personal manipulador de alimentos, como el uso de vestimenta adecuada y la prohibición de trabajar en zonas de manipulación si se padecen enfermedades transmisibles. Es esencial seguir normas de higiene en el lavado de manos, el uso de guantes, y evitar la contaminación al tocarse la cara o toser. La ropa de trabajo debe ser cómoda, de color claro, limpia y de uso exclusivo en el trabajo. El pelo y la barba deben estar cubiertos, y no se permiten objetos personales.

ACTIVIDADES FINALES

TEST DE EVALUACIÓN

4.1. **¿Cuál es una de las razones principales para mantener una correcta higiene personal en la elaboración de productos alimentarios?**

    a) Estética.

    b) Comodidad.

    c) Prevención de contaminación.

    d) Moda.

4.2. **¿Qué tipo de contaminación pueden causar los productos químicos manipulados?**

    a) Contaminación biológica.

    b) Contaminación física.

    c) Contaminación química.

    d) Contaminación acústica.

4.3. **Según el Reglamento (CE) 852/2004, ¿qué deben hacer las personas que padezcan una enfermedad transmisible?**

    a) Seguir trabajando normalmente.

    b) Manipular alimentos con precaución.

    c) Informar inmediatamente al operador de empresa.

    d) Tomar medicamentos.

4.4. **¿Cuándo es obligatorio el lavado de manos para los manipuladores de alimentos?**

    a) Antes de salir del trabajo.

    b) Cada vez que se interrumpa el trabajo.

    c) Una vez al día.

    d) Solo cuando están sucias.

4.5. **¿Qué recomienda la AESAN sobre el uso de guantes?**

    a) Usarlos siempre.

    b) No usarlos nunca.

    c) Usar guantes solo cuando sea necesario.

    d) Usar guantes de cualquier color.

4.6. **¿Qué no está permitido hacer en la sala donde se preparan los alimentos?**

    a) Cantar.

    b) Bailar.

    c) Comer.

    d) Leer.

4.7. **¿Cuál es una de las recomendaciones sobre el pelo de los manipuladores de alimentos?**

    a) Mantenerlo suelto.

    b) Mantenerlo limpio y recogido.

    c) Teñirlo de colores claros.

    d) No lavarlo todos los días.

4.8. **¿Qué tipo de ropa deben usar los manipuladores de alimentos?**

    a) Ropa casual.

    b) Ropa de calle.

    c) Ropa cómoda y de color claro.

    d) Ropa de moda.

4.9. **¿Qué se debe hacer con la ropa de calle de los manipuladores de alimentos?**

    a) Usarla para trabajar.

    b) Guardarla en una taquilla.

    c) Dejarla en casa.

    d) Usarla bajo la ropa de trabajo.

4.10. **¿Qué objeto personal no está permitido usar en la industria alimentaria?**

    a) Lentes de contacto.

    b) Gorras deportivas.

    c) Pulseras.

    d) Cintas de pelo.

GLOSARIO

- **AESAN**: acrónimo de Agencia Española de Seguridad Alimentaria y Nutrición.

- **Contaminación**: presencia de sustancias nocivas que alteran la calidad de algo, en este caso, los alimentos.

- **Guantes**: protección para las manos que puede usarse en la manipulación de alimentos.

- **Higiene**: conjunto de prácticas y hábitos destinados a conservar la salud y prevenir enfermedades.

- **Manipulación**: acción de manejar o trabajar con algo, especialmente con los alimentos.

- **Mascarilla**: elemento de protección que cubre la boca y la nariz.

- **Microorganismos**: seres vivos microscópicos que pueden causar enfermedades.

- **Patógenos**: microorganismos que causan enfermedades.

- **Reglamento (CE) 852/2004**: normativa europea sobre la higiene de los productos alimenticios.

- **Vestimenta adecuada**: ropa diseñada y usada específicamente para un entorno de trabajo determinado, como la manipulación de alimentos.

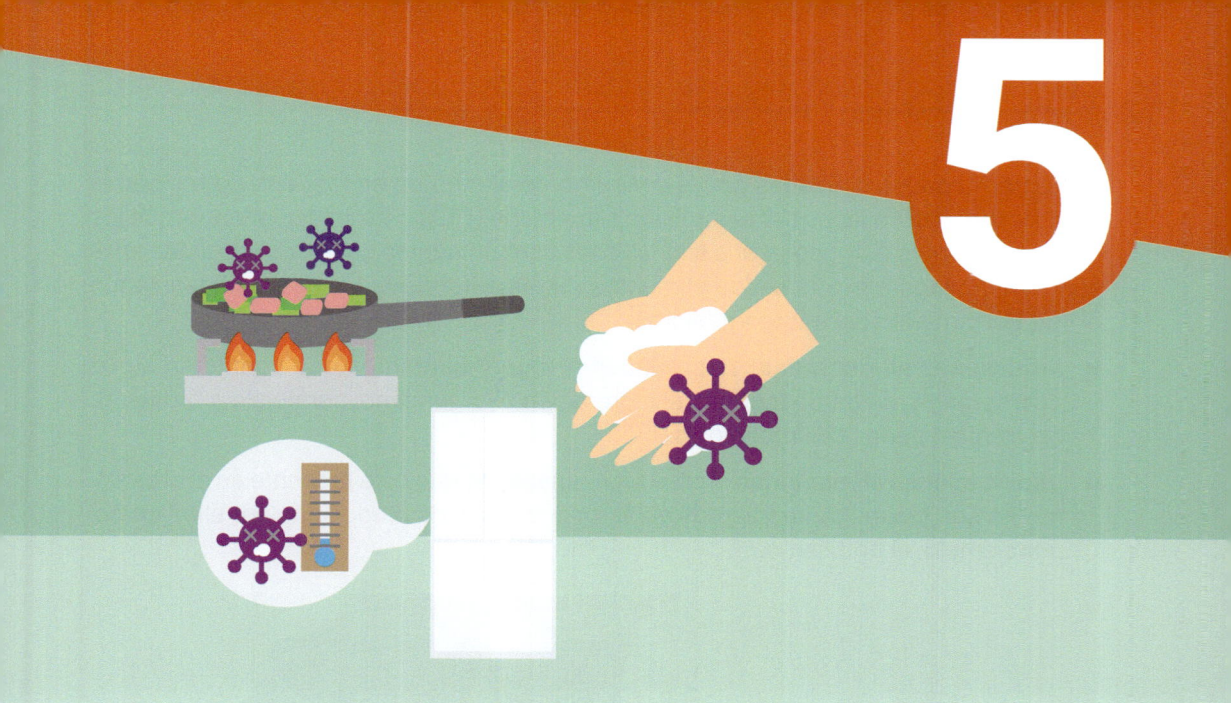

Toxiinfecciones alimentarias

Las enfermedades causadas por el consumo de alimentos en mal estado reciben el nombre de enfermedades de transmisión alimentaria (ETA) o toxiinfecciones, ya que los microorganismos patógenos, sus toxinas o los contaminantes químicos que están en él son transmitidos a través de los alimentos. Estas enfermedades se clasifican según el comportamiento del microorganismo:

- **Infecciones alimentarias**: se producen al ingerir alimentos que contienen algún microorganismo patógeno que, al ingresar en el organismo, comienza a proliferar. Un ejemplo sería la salmonelosis.

- **Intoxicaciones alimentarias**: tienen lugar cuando lo que está presente en el organismo no son los microorganismos en sí, sino las toxinas producidas por ellos como, por ejemplo, el botulismo.

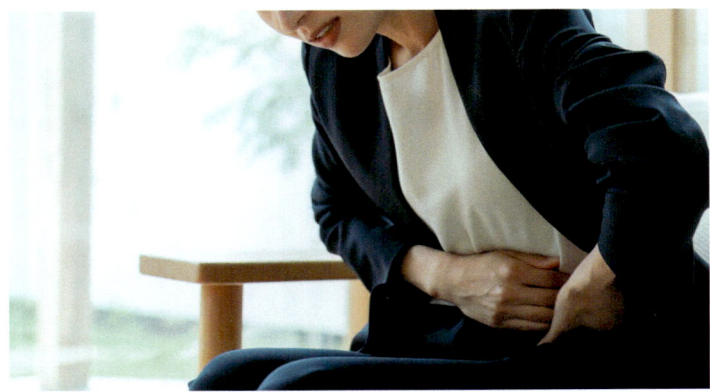

Figura 5.1. Las toxiinfecciones alimentarias provocan dolores abdominales.

En general, los síntomas asociados a las toxiinfecciones alimentarias son vómitos, náuseas, diarreas, dolor abdominal, dolor de cabeza, fatiga o incluso fiebre. Las toxiinfecciones alimentarias pueden variar en severidad, desde leves molestias gastrointestinales hasta enfermedades graves y potencialmente mortales.

Como ya hemos explicado, una toxiinfección alimentaria es el resultado de ingerir alimentos en mal estado con presencia de microorganismos patógenos o sus toxinas. Estas toxiinfecciones serán más o menos graves dependiendo de la cantidad de alimento ingerido, de nuestro estado de salud y del tipo de microorganismo que hayamos ingerido, ya que hay microorganismos que solo nos provocarán los síntomas de los que hemos hablado anteriormente, pero hay otros que incluso nos podrían llevar a la muerte, como es el caso de la *Listeria monocytogenes* o el *Clostridium botulinum*.

Las toxiinfecciones alimentarias tienen causas diversas; algunos ejemplos son:

- Bacterias: son la causa más común de toxiinfecciones alimentarias.

  — *Salmonella*: salmonelosis. Se encuentra en carne cruda, huevos y productos lácteos no pasteurizados.

— *Escherichia coli (E. coli)*: algunas cepas, como *E. coli O157*, pueden causar infecciones severas. Se encuentra en carne cruda, especialmente carne picada, y productos frescos contaminados.

— *Listeria monocytogenes*: listeriosis. Se encuentra en productos lácteos no pasteurizados, carnes procesadas y vegetales crudos. Puede causar listeriosis, una enfermedad grave especialmente en embarazadas, recién nacidos y personas inmunocomprometidas.

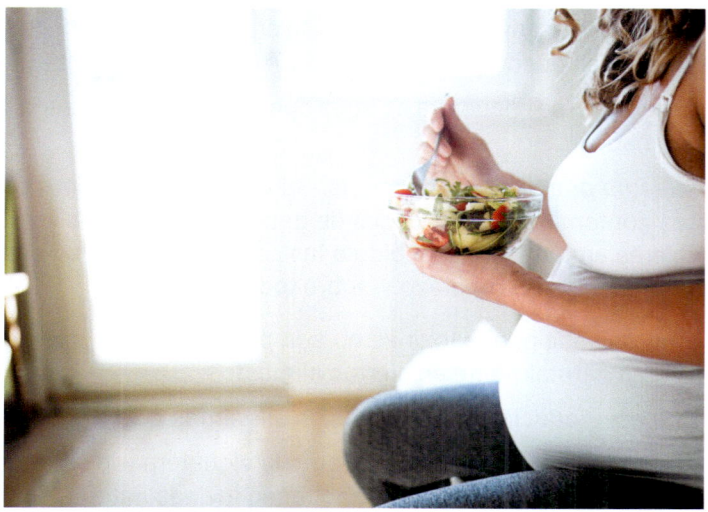

Figura 5.2. La listeriosis es una enfermedad grave para mujeres embarazadas y recién nacidos.

— *Campylobacter*: se encuentra en carne de ave cruda, leche no pasteurizada y agua contaminada.

— *Clostridium botulinum*: botulismo; comúnmente asociado a alimentos enlatados caseros, productos ahumados, conservas y alimentos fermentados que no han sido procesados adecuadamente. En bebés menores de un año se recomienda evitar la ingesta de miel por la posible contaminación con *Clostridium botulinum*.

■ Virus: son otra causa común de toxiinfecciones alimentarias.

— *Norovirus*: causa la gastroenteritis viral aguda. Se transmite a través de alimentos y agua contaminados, y por contacto directo con personas infectadas.

— Hepatitis A: se transmite a través de alimentos y agua contaminados, especialmente productos frescos y mariscos crudos o poco cocidos.

■ Parásitos: menos comunes, pero pueden causar infecciones graves.

— *Anisakis simplex*: anisakiasis. Aparece en el pescado crudo o poco cocido tipo sushi, ceviche, etcétera.

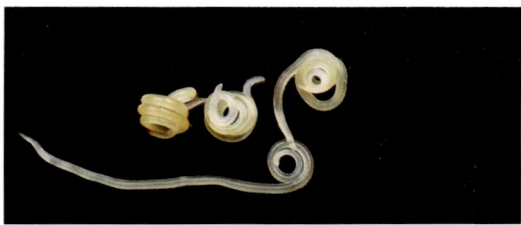

Figura 5.3. *Anisakis simplex.*

— *Trichinella spiralis*: triquinosis. La carne cruda o mal cocida de cerdo y otros animales salvajes puede ser portadora de *Trichinella spiralis*.

— *Giardia lamblia*: se encuentra en agua contaminada y alimentos lavados con agua contaminada.

— *Toxoplasma gondii*: toxoplasmosis. Se encuentra en carne cruda y productos frescos contaminados con heces de gatos infectados. Es importante el control en mujeres embarazadas, debido a las consecuencias que este parásito puede acarrear durante el embarazo y, sobre todo, al feto.

■ Toxinas naturales: algunas toxinas no son producidas por microorganismos, pero se encuentran naturalmente en ciertos alimentos.

— *Aflatoxinas*: producidas por hongos en alimentos como granos y frutos secos.

— *Toxinas de pescados y mariscos*: como la ciguatera y la escombroidosis, causadas por la ingesta de peces que contienen toxinas naturales.

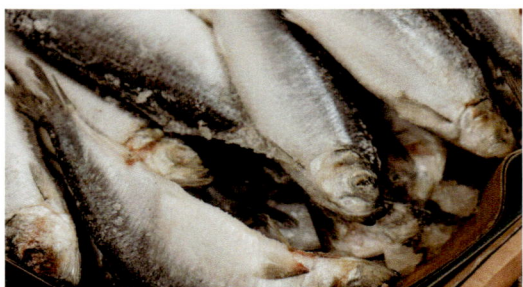

Figura 5.4. Los pescados pueden contener toxinas naturales.

■ Contaminantes químicos: incluyen pesticidas, metales pesados y residuos de medicamentos veterinarios que pueden contaminar los alimentos.

ACTIVIDAD

Realiza un estudio en el que investigues sobre las consecuencias para mujeres embarazadas, niños y personas inmunocomprometidas en el caso de que contraigan alguna de las toxiinfecciones de las que hemos hablado anteriormente.

RESUMEN

Las enfermedades de transmisión alimentaria (ETA) o toxiinfecciones alimentarias se deben al consumo de alimentos contaminados con microorganismos patógenos, sus toxinas o contaminantes químicos. Estas enfermedades se clasifican en infecciones alimentarias, donde los patógenos proliferan en el organismo, e intoxicaciones alimentarias, donde las toxinas de los patógenos causan la enfermedad. Los síntomas comunes incluyen vómitos, diarreas, dolor abdominal y fiebre, y su gravedad puede variar. Las causas de las toxiinfecciones incluyen bacterias como *Salmonella* y *Eschericnia coli*, virus como *Norovirus* y el virus de la hepatitis A, parásitos como *Toxoplasma gondii*, toxinas naturales y contaminantes químicos.

A C T I V I D A D E S   F I N A L E S

TEST DE EVALUACIÓN

5.1. **¿Qué es una enfermedad de transmisión alimentaria (ETA)?**

a) Una enfermedad causada por el consumo de aire contaminado.

b) Una enfermedad causada por el consumo de agua contaminada.

c) Una enfermedad causada por el consumo de alimentos en mal estado.

d) Una enfermedad causada por el consumo de medicamentos contaminados.

5.2. **¿Cuál de los siguientes es un ejemplo de infección alimentaria?**

a) Botulismo.

b) Salmonelosis.

c) Intoxicación por mercurio.

d) Escombroidosis.

5.3. **¿Qué microorganismo causa el botulismo?**

a) *Listeria monocytogenes.*

b) *Escherichia coli.*

c) *Clostridium botulinum.*

d) *Campylobacter.*

5.4. **¿Qué microorganismo se encuentra comúnmente en carne de ave cruda?**

a) *Norovirus.*

b) *Salmonella.*

c) *Trichinella spiralis.*

d) *Campylobacter.*

5.5. **¿Qué patógeno es especialmente peligroso para mujeres embarazadas?**

a) Virus de la hepatitis A.

b) *Norovirus.*

c) *Toxoplasma gondii.*

d) *Giardia lamblia.*

5.6. **¿Qué tipo de toxina se encuentra naturalmente en granos y frutos secos?**

a) Ciguatera.

b) Aflatoxinas.

c) Escombroidosis.

d) *Anisakis simplex.*

5.7. **¿Qué infección se asocia con el consumo de pescado crudo?**

a) Triquinosis.

b) Listeriosis.

c) Anisakiasis.

d) Salmonelosis.

5.8. **¿Qué enfermedad es causada por el consumo de mariscos crudos o poco cocidos contaminados?**

a) Hepatitis A.

b) Toxoplasmosis.

c) Triquinosis.

d) Listeriosis.

5.9. **¿Cuál de los siguientes patógenos se encuentra en el agua contaminada y puede causar infecciones graves?**

a) *Salmonella.*

b) *Norovirus.*

c) *Giardia lamblia.*

d) *Listeria monocytogenes.*

5.10. **¿Qué microorganismo causa la listeriosis?**

a) *Salmonella.*

b) *Escherichia coli.*

c) *Listeria monocytogenes.*

d) *Norovirus.*

GLOSARIO

- **Aflatoxinas**: toxinas producidas por ciertos hongos que contaminan alimentos como granos y frutos secos.

- **Anisakiasis**: infección causada por larvas de parásitos anisakis en pescado crudo o poco cocido.

- **Botulismo**: intoxicación grave causada por la toxina de *Clostridium botulinum.*

- **ETA (enfermedades de transmisión alimentaria)**: enfermedades causadas por la ingestión de alimentos contaminados.

- **Hepatitis A**: infección viral del hígado transmitida a través de alimentos y agua contaminados.

- **Listeriosis**: infección grave causada por la bacteria *Listeria monocytogenes.*

- **Microorganismo**: organismo microscópico, como bacterias, virus y parásitos, que puede causar enfermedades.

- **Proliferar**: multiplicarse o reproducirse rápidamente.

- **Salmonelosis**: infección alimentaria causada por bacterias del género *Salmonella.*

- **Toxiinfección**: infección causada por la ingestión de toxinas producidas por microorganismos en alimentos.

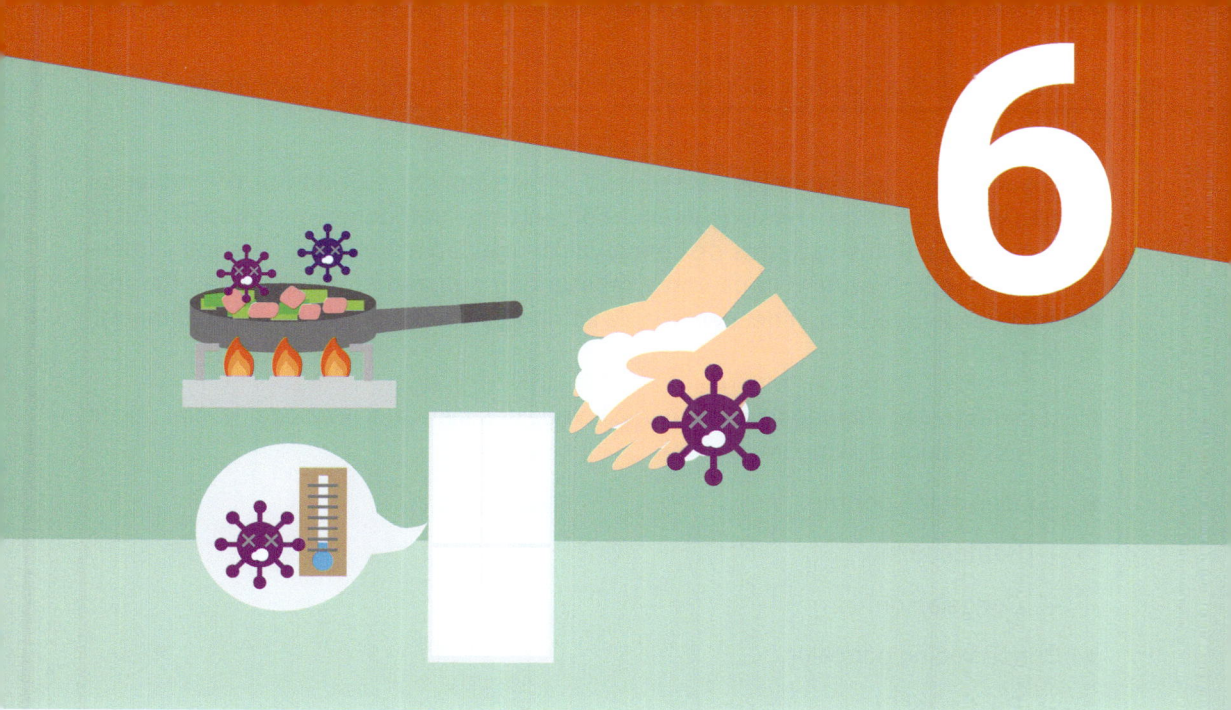

Tratamientos de conservación de los alimentos

La conservación de alimentos es esencial para prolongar su vida útil, mantener su calidad y prevenir la proliferación de microorganismos patógenos que pueden causar enfermedades. Estos métodos de conservación ayudan a garantizar que los alimentos sean seguros para el consumo y mantengan su calidad durante más tiempo, contribuyendo a reducir el desperdicio de alimentos y mejorar la seguridad alimentaria global.

Existen diferentes métodos de conservación que nos ayudan a prolongar la vida útil de nuestros productos alimentarios.

- Conservación por frío:

  — Refrigeración.

  — Congelación.

- Conservación por calor:

  — Pasterización.

  — Esterilización.

  — Uperización (UHT).

- Conservación por eliminación de agua.

- Conservación por adición de sustancias que causan diferentes efectos.

- Otros métodos.

CONSERVACIÓN POR FRÍO

- **Refrigeración:** consiste en mantener los alimentos a temperaturas bajas pero mayores que las de congelación en cámaras frigoríficas. El rango de temperatura ideal para la refrigeración es de 1-4 °C.

  Como ya hemos comentado anteriormente, en refrigeración los microorganismos no mueren, pero ralentizan su crecimiento. El color y el sabor de los alimentos en refrigeración no varía.

- **Congelación:** la temperatura ideal de congelación está entre 18 y 20 °C (temperaturas menores de 20 °C serían de ultracongelación). A esta temperatura, se inhibe el crecimiento microbiano. Los microorganismos no mueren, por lo que, una vez descongelado el alimento, pueden proliferar y contaminarlo.

Debemos extremar las precauciones a la hora de descongelar, por lo que nunca lo haremos a temperatura ambiente y tampoco volveremos a congelar un producto ya descongelado. Las características organolépticas del alimento disminuyen si la congelación no se hace de la forma adecuada.

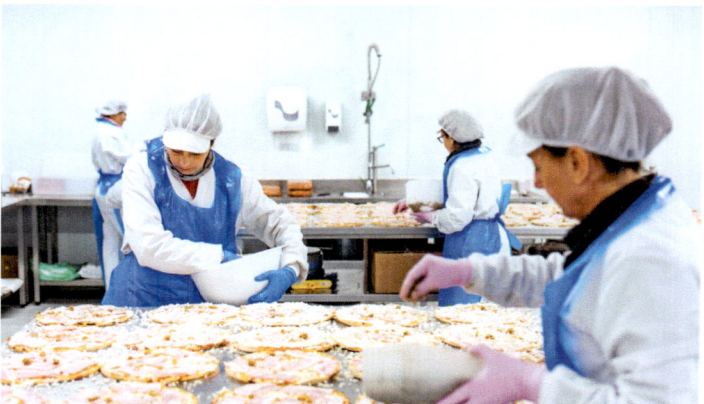

Figura 6.1. La congelación conserva los alimentos durante más tiempo.

CONSERVACIÓN POR CALOR

El calor destruye la mayoría de los microorganismos por lo que podemos obtener alimentos más seguros y duraderos. El inconveniente de estos tratamientos es que, en ocasiones, existe una pérdida de nutrientes y cambios de color y sabor en el alimento.

- **Pasteurización:** se utilizan temperaturas suaves de menos de 100 °C durante un tiempo dado para después enfriar el alimento rápidamente y mantenerlo en refrigeración (productos lácteos).

- **Esterilización:** en este caso las temperaturas son de alrededor de los 121 °C durante unos 15-30 minutos para posteriormente enfriar rápidamente, lo que nos asegura la destrucción de todos los microorganismos presentes. No es necesario mantener en refrigeración (latas de conserva).

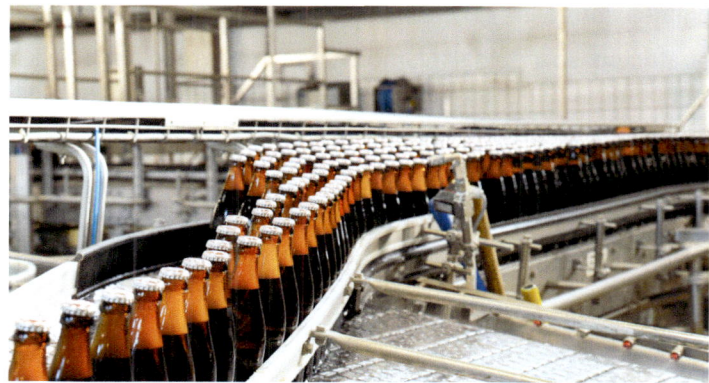

Figura 6.2. La esterilización es un método de conservación de los alimentos.

- **Uperización (UHT):** temperaturas de hasta 150 °C y tiempo corto (2-5 segundos) seguido de un enfriamiento rápido. En este caso la pérdida de nutrientes es mucho menor (leche).

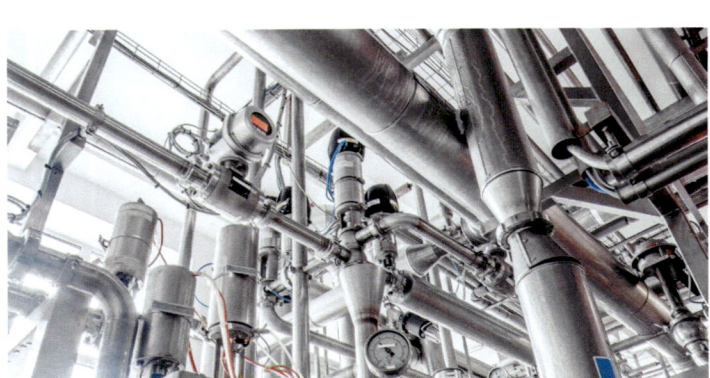

Figura 6.3. La industria láctea trata sus productos mediante UHT.

CONSERVACIÓN POR ELIMINACIÓN DE AGUA

Como ya hemos dicho, el agua es el medio ideal para el crecimiento de los microrganismos, por tanto, si eliminamos parte del agua del alimento, estaremos reduciendo la posibilidad de crecimiento de estos.

Algunos tratamientos aplicados a los alimentos para la eliminación del agua son:

- **Evaporación:** consiste en convertir el agua líquida en vapor mediante un tratamiento térmico. Se suele utilizar para la elaboración de concentrados lácteos como la leche condensada.

- **Secado:** en el secado se disminuye el contenido de agua de determinados alimentos. Existen dos formas de secado:

  — **Desecación:** extracción del agua contenida en el alimento mediante condiciones ambientales naturales. Un ejemplo sería el secado de jamones.

  — **Deshidratación:** se trata del mismo proceso, pero recurriendo a la acción del calor artificial como en el caso de la deshidratación de uvas (pasas), albaricoques (orejones), carnes o pescados tras una salazón, etcétera.

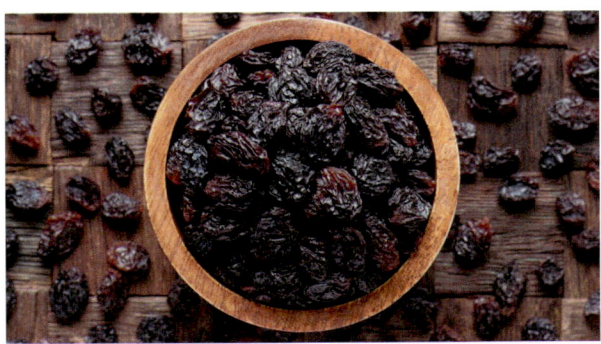

Figura 6.4. La deshidratación es un método de conservación de los alimentos.

- **Liofilización:** consiste en eliminar el agua de un alimento congelado aplicando vacío y llevándolo a -30 °C. Se utiliza para alimentos fácilmente rehidratables como las sopas instantáneas o el café instantáneo. Hay poca pérdida nutritiva y organoléptica.

- **Ahumado:** el alimento se pone en contacto con el humo producido por la combustión de maderas dulces, como las del pino o el roble. De esta forma, conseguimos reducir la cantidad de agua del alimento (deshidratación) y reducir el valor del pH del mismo (acidificación), por lo que nuestro alimento dura más tiempo.

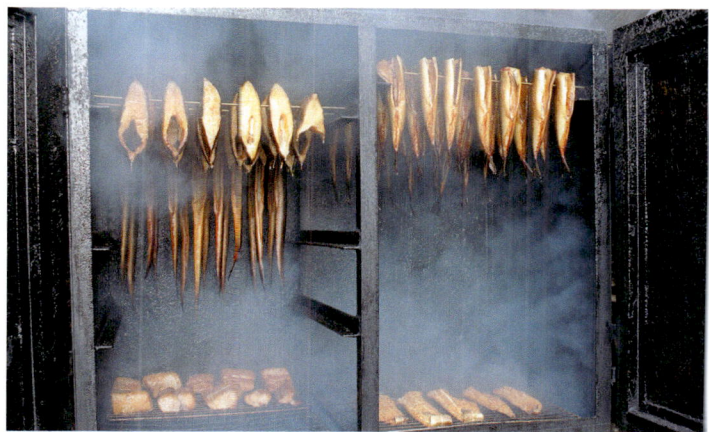

Figura 6.5. El ahumado es un método de conservación de los alimentos.

CONSERVACIÓN POR ADICIÓN DE SUSTANCIAS QUE CAUSAN DIFERENTES EFECTOS

- **Salazón:** utiliza el efecto deshidratante de la sal para conservar el alimento. Un ejemplo sería la elaboración de anchoas. En los quesos se utiliza la salmuera que es una disolución de agua con mucha sal.

- **Adición de azúcar:** el azúcar también tiene efecto deshidratante, por lo que se utiliza en conservación de alimentos como las mermeladas, que después se esterilizan para que el producto se conserve durante más tiempo.

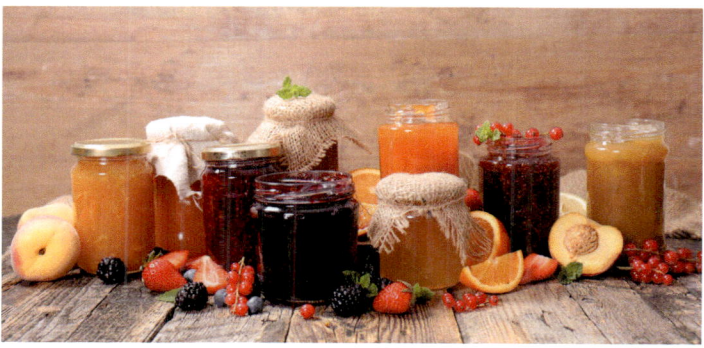

Figura 6.6. La adición de azúcar es un método de conservación de los alimentos.

■ **Escabeche:** consiste en introducir el alimento en un preparado cocinado a base de vinagre, aceite, sal y especias conocido como escabeche. Ejemplos de este método serían los mejillones o los boquerones en vinagre. Los escabeches de fabricación industrial esterilizados en latas pueden conservarse durante años.

■ **Encurtido:** se basa en la inmersión del alimento en vinagre. Se emplea para pepinillos, alcaparras, berenjenas, tomates, pimientos, coliflor, etcétera.

■ **Adición de aditivos químicos:** los aditivos alimentarios se diferencian de otros componentes de los alimentos en que se añaden voluntariamente, no pretenden enriquecer el alimento en nutrientes y solamente se utilizan para mejorar alguno de los aspectos del alimento, como son el tiempo de conservación, el sabor, el color, la textura, etcétera.

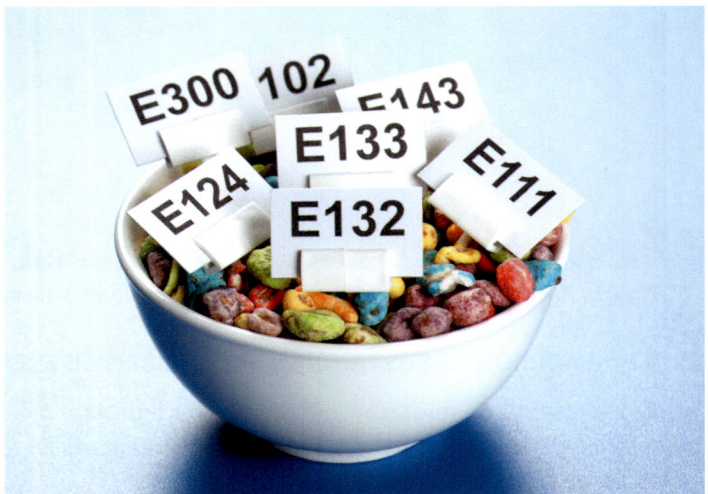

Figura 6.7. Una de las funciones de los aditivos químicos es la conservación de los alimentos.

Para facilitar el uso, el etiquetado y el reconocimiento internacional de cada aditivo, además de su nombre, cada uno tiene asignada una nomenclatura válida para toda la Unión Europea que consiste en un número precedido de la letra E seguido de tres cifras; la primera hace referencia al tipo de aditivo:

— Colorantes (E1--).

— Conservantes (E2--).

— Antioxidantes (E3--).

— Estabilizantes (E4--).

— Correctores acidez (E5--).

— Potenciadores de sabor (E6--).

OTROS MÉTODOS

- **Fermentación:** este proceso se aprovecha de los propios microorganismos presentes en la materia prima. Permite la conservación de alimentos, mejora la calidad nutricional y aumenta las cualidades organolépticas de los alimentos. Ejemplos de fermentación son los productos lácteos como el yogur y el queso, productos cárnicos como los embutidos, bollería y pastelería; verduras fermentadas como el chucrut o las aceitunas y las bebidas alcohólicas como el vino o la cerveza.

- **Tratamientos por radiaciones ionizantes:** consiste en exponer al alimento a la acción de radiaciones ionizantes durante un cierto periodo de tiempo. Este tratamiento inhibe el crecimiento microbiano sin afectar a la calidad nutricional del mismo. La Unión Europea, autoriza la radiación de especias y hierbas, aunque hay varios países como Francia, Bélgica y Holanda que han ampliado este método a otros productos.

- **Altas presiones hidrostáticas (HPP):** en este método se utilizan altas presiones que destruyen los microorganismos patógenos sin la necesidad de aplicar calor al alimento. Se utilizas en zumos de frutas o mariscos, por ejemplo.

- **Tratamientos con gases:**

  — **Atmósferas modificadas:** en las atmósferas modificadas, se sustituye el aire que rodea al producto por otra atmósfera cuya composición tiene una baja concentración de O_2 y alta concentración de CO_2. Así, prolongamos su vida útil evitando su oxidación y mejoramos su presentación.

  — **Envasado al vacío:** es un sistema que consiste en eliminar el aire que rodea al alimento y, por tanto, el oxígeno, prolongando así su fecha de caducidad, ya que evitamos el crecimiento de microorganismos.

ACTIVIDAD

Con la ayuda de este manual y de internet, relaciona cada método de conservación de los alimentos que se presentan en el listado siguiente con la descripción del alimento o ejemplo asociado al método de conservación que aparece más adelante:

Métodos de conservación

REFRIGERACIÓN	SALAZÓN
CONGELACIÓN	ADICIÓN DE AZÚCAR
DESHIDRATACIÓN	ADICIÓN DE ADITIVOS QUÍMICOS
ESTERILIZACIÓN	UPERIZACIÓN (UHT)
PASTEURIZACIÓN	RADIACIÓN
FERMENTACIÓN	ALTA PRESIÓN HIDROSTÁTICA (HPP)
AHUMADO	

Ejemplos/descripciones

A. Yogur, kimchi, chucrut.

B. Jugos de frutas frescos, guacamole.

C. Leche UHT, cremas UHT, zumos de frutas UHT.

D. Bacalao salado, jamón serrano.

E. Pescados ahumados (salmón, arenque), carnes ahumadas (jamón, tocino).

F. Especias irradiadas, carne irradiada.

G. Pan con conservantes, bebidas gaseosas con benzoato de sodio.

H. Frutas deshidratadas (uvas pasas, albaricoques secos), carne seca.

I. Sopas enlatadas, conservas.

J. Frutas confitadas, mermeladas y jaleas.

K. Leche pasteurizada, zumos de frutas pasteurizados.

L. Pescados y mariscos congelados, vegetales congelados.

M. Carnes frescas, productos lácteos, frutas y verduras frescas.

RESUMEN

La conservación de alimentos es esencial para prolongar su vida útil, mantener su calidad y prevenir la proliferación de microorganismos patógenos. Existen diversos métodos de conservación. Entre ellos, la conservación por frío (refrigeración y congelación), por calor (pasteurización, esterilización, UHT), por eliminación de agua (evaporación, secado, liofilización, ahumado), por adición de sustancias (salazón, azúcar, escabeche, encurtido, aditivos químicos) y otros métodos (fermentación, radiaciones ionizantes, altas presiones hidrostáticas, tratamientos con gases). Cada método tiene sus ventajas y limitaciones, afectando la seguridad, calidad y vida útil de los alimentos.

ACTIVIDADES FINALES

TEST DE EVALUACIÓN

6.1. **¿Cuál es el rango de temperatura ideal para la refrigeración de alimentos?**

a) 18 a 20 °C.

b) 1-4 °C.

c) 5-10 °C.

d) 10-15 °C.

6.2. **¿Qué método de conservación utiliza temperaturas de hasta 150°C durante 2-5 segundos?**

a) Pasteurización.

b) Esterilización.

c) Uperización (UHT).

d) Liofilización.

6.3. **¿Qué método de conservación elimina el agua del alimento congelado aplicando vacío?**

a) Evaporación.

b) Secado.

c) Desecación.

d) Liofilización.

6.4. **¿Cuál es el principal efecto de la adición de sal en la conservación de alimentos?**

a) Aumentar el contenido de azúcar.

b) Deshidratar el alimento.

c) Añadir sabor.

d) Mejorar el color.

6.5. **¿Qué método de conservación utiliza microorganismos para conservar alimentos?**

a) Ahumado.

b) Escabeche.

c) Fermentación.

d) Radiaciones ionizantes.

6.6. **¿Qué tratamiento de conservación inhibe el crecimiento microbiano sin aplicar calor?**

a) Esterilización.

b) Radiaciones ionizantes.

c) Pasteurización.

d) Secado.

6.7. **¿Qué método de conservación se basa en la inmersión del alimento en vinagre?**

a) Escabeche.

b) Encurtido.

c) Salazón.

d) Adición de azúcar.

6.8. **¿Qué método de conservación sustituye el aire que rodea al producto por otra atmósfera con baja concentración de O_2?**

a) Envasado al vacío.

b) Fermentación.

c) Altas presiones hidrostáticas (HPP).

d) Atmósferas modificadas.

6.9. **¿Qué técnica de conservación usa altas presiones para destruir microorganismos patógenos?**

a) Pasteurización.

b) Liofilización.

c) Altas presiones hidrostáticas (HPP).

d) Ahumado.

6.10. **¿Qué método de conservación consiste en convertir el agua líquida en vapor?**

a) Desecación.

b) Evaporación.

c) Ahumado.

d) Liofilización.

GLOSARIO

- **Ahumado**: método de conservación que reduce el agua en los alimentos usando humo de madera.

- **Atmósferas modificadas**: método de conservación que sustituye el aire alrededor del producto para prolongar su vida útil.

- **Congelación**: método de conservación que mantiene los alimentos a temperaturas muy bajas para inhibir el crecimiento microbiano.

- **Esterilización**: tratamiento térmico intenso que destruye todos los microorganismos en los alimentos.

- **Fermentación**: proceso en el que microorganismos transforman los alimentos para conservarlos.

- **Liofilización**: método de conservación que elimina el agua de los alimentos congelados mediante vacío.

- **Pasteurización**: tratamiento térmico suave que reduce los microorganismos patógenos en alimentos.

- **Radiaciones ionizantes**: tratamiento de conservación que utiliza radiaciones para inhibir el crecimiento microbiano.

- **Refrigeración**: método de conservación que mantiene los alimentos a bajas temperaturas sin congelarlos.

- **Uperización (UHT)**: método de conservación que utiliza altas temperaturas durante un corto periodo seguido de enfriamiento rápido.

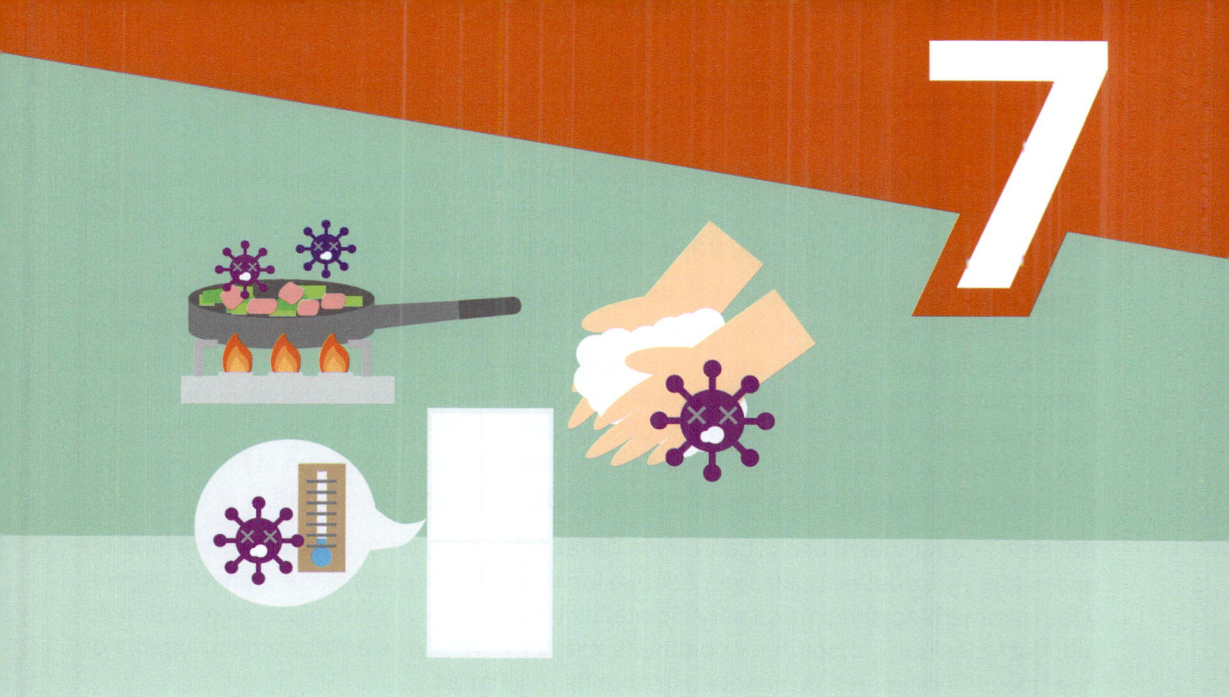

Higiene de las instalaciones, máquinas y útiles de trabajo. Almacenamiento y transporte

Conforme a reglamentación sobre la higiene de los productos alimentarios, tanto los locales, como las instalaciones, equipos y utensilios utilizados en la manipulación de alimentos, deberán seguir obligatoriamente las normas marcadas.

El Reglamento (CE) 852/2004del Parlamento y del Consejo, de 29 de abril, relativo a la higiene de los productos alimentarios marca los requisitos que deben cumplir las instalaciones, salas y equipos. En este reglamento se hace hincapié en que en cualquier instalación y en todos los servicios de alimentación se compran, se reciben, se almacenan, se preparan, se acondicionan y se distribuyen alimentos, por lo que debemos contar con espacios e instalaciones adecuadas para todas esas tareas con el fin de obtener un buen rendimiento y, como resultado, un trabajo seguro y de calidad.

Debemos lograr una buena organización de las tareas y tener bien definidos los lugares en los que estas deben realizarse. Aunque las reglamentaciones de seguridad e higiene y las recomendaciones de los servicios técnico-sanitarios y los técnicos en este tipo de instalaciones son constantes y continuas, existen numerosos errores en las instalaciones que deben tenerse en cuenta a la hora de diseñarlas.

INSTALACIONES

Entendemos como instalaciones aquellas dependencias por las que pasan los productos alimentarios en cualquiera de sus fases de producción que en este orden serían: almacenaje, distribución, manipulación y venta. Además de los vestuarios y las zonas exteriores.

- Los locales destinados a los productos alimentarios (materias primas, envases y embalajes, producto semielaborado o producto final) deberán estar limpios y en buen estado de mantenimiento.

- La disposición, el diseño, la construcción, el emplazamiento y el tamaño de los locales tendrán que:

  — Permitir un mantenimiento, limpieza y desinfección adecuados, evitando o reduciendo al mínimo la contaminación transmitida por el aire (zonas sucias). También deberán disponer de un espacio de trabajo suficiente que asegure la realización de todas las operaciones de manera higiénica.

  — Evitar la acumulación de suciedad, la formación de condensación o moho indeseable en las superficies, el depósito de partículas en los productos alimenticios y el contacto con materiales tóxicos.

  — Permitir unas prácticas correctas de higiene incluyendo la protección contra las plagas y en general contra la contaminación.

  — Si fuese necesario, deberán ofrecer unas condiciones adecuadas de manipulación y almacenamiento a temperatura controlada y tener la capacidad suficiente para poder mantener los productos a una temperatura apropiada que se pueda comprobar y registrar.

- Deberán contar con un número suficiente de inodoros de cisterna que estén conectados a una red de evacuación. Los inodoros no podrán comunicar directamente con las salas en las que se manipulen los alimentos.

- También deberá haber un número suficiente de lavabos, situados de manera que todos los trabajadores puedan acceder a ellos y destinados a limpieza de manos. Tendrán que tener agua corriente caliente y fría, así como material de limpieza y secado higiénico (toallas de papel, nunca de tela).

- Las instalaciones destinadas al lavado de productos y utillaje estarán separadas entre sí y también de las destinadas al lavado de manos. Estas instalaciones también estarán dotadas de agua caliente y fría.

- La ventilación, en general, será suficiente y mecánica o natural. Evitando las corrientes de aire desde zonas que estén contaminadas a zonas limpias. Los sistemas de ventilación estarán construidos de tal forma que se podrá acceder fácilmente a los filtros y otras partes para su limpieza o sustitución.

- Se dispondrá de suficiente iluminación, ya sea natural o artificial, en cuyo caso, los sistemas estarán protegidos para que, en caso de rotura, los cristales no puedan caer sobre el alimento.

- Todos los desagües dispondrán de rejillas perfectamente insertadas que eviten la entrada de insectos y/o roedores.

- El personal deberá disponer de vestuarios adecuados y separados de las zonas de trabajo.

- Los productos de limpieza y desinfección no se almacenarán en las zonas en las que se manipulen los alimentos.

También deberá controlarse el exterior de las instalaciones. Debe estar limpio y evitar la acumulación de materiales, que actúan como refugio para insectos y roedores, además, han de estar libres de residuos, que pueden actuar como foco de contaminación del aire.

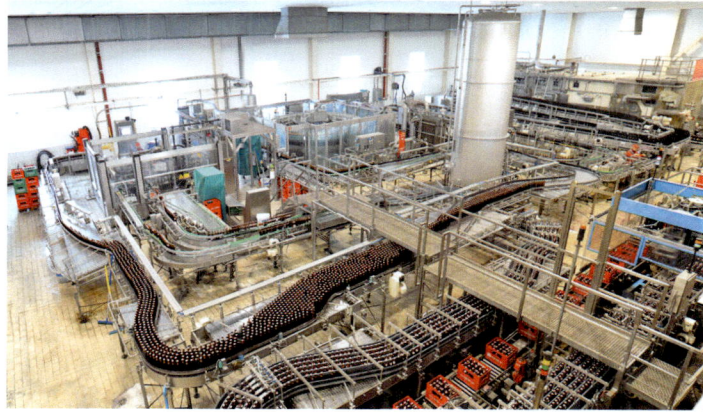

Figura 7.1. La distribución de las salas de manipulación es importante para la higiene alimentaria.

SALAS DE MANIPULACIÓN

El diseño y la disposición de las salas donde se preparan, se transforman o se tratan los productos alimentarios, deberá permitirnos unas prácticas correctas de higiene, incluida la protección contra la contaminación durante dichas operaciones y entre ellas, para ello:

- Tanto los suelos como las paredes, techos, falsos techos, puertas y superficies (incluidas las del equipo) de las zonas donde se manipulen alimentos serán lisas, deberán mantenerse en buen estado y serán fáciles de limpiar y desinfectar. Esto requerirá el uso de materiales impermeables, no absorbentes, lavables y no tóxicos, menos en el caso en el que la propia empresa alimentaria pueda convencer a la autoridad competente de que los materiales que ha utilizado son los idóneos.

- Los suelos tendrán los desagües suficientes.

- En cuanto a las ventanas y demás huecos practicables, se construirán de manera que impidan la acumulación de suciedad, y aquellas que comuniquen con el exterior deberán estar provistas de telas mosquiteras que se ajusten perfectamente y que se encuentren en perfecto estado de mantenimiento para evitar la entrada de insectos, aves y/o roedores. Estas mosquiteras serán de fácil desmontaje para su limpieza.

EQUIPOS

Cuando hablamos de equipos, nos referimos al mobiliario, la maquinaria y el utillaje necesario para colocar, transformar o manipular alimentos además de entrar en contacto con ellos.

- Todo aquel equipo que esté en contacto con los productos alimenticios:
  - Deberá limpiarse y desinfectarse correctamente. Esta limpieza y desinfección se realizará con la periodicidad necesaria para evitar cualquier riesgo de contaminación.
  - Su construcción, composición y estado de conservación y mantenimiento deberán reducir al mínimo el riesgo de contaminación y la alteración del alimento a excepción de los recipientes y envases no recuperables.
  - Su instalación permitirá la limpieza adecuada del equipo y de la zona que lo rodea.
- Todos los equipos deberán estar provistos de los dispositivos de control adecuados.

TRANSPORTE MERCANCÍAS

El transporte de alimentos es considerado una fase más de la cadena alimentaria; por tanto, el operador debe considerarla e incluirla en el análisis de peligros de su APPCC con el fin de evitar que se produzca una contaminación de los productos transportados.

Expedidores, transportistas y receptores tienen una responsabilidad compartida respecto a transportar productos seguros. Todas estas responsabilidades vienen recogidas en la normativa de higiene alimentaria, concretamente en el artículo 17 del

Reglamento (CE) 178/2002 donde se recoge que «el operador económico tiene que asegurar que en las fases de producción, transformación y distribución es necesario que los alimentos cumplan los requisitos de la legislación alimentaria», además, en su artículo 18 sobre trazabilidad, establece que: «en todas las etapas de producción, transformación y distribución el operador económico tiene que asegurar la trazabilidad de los alimentos».

El capítulo IV del anexo II del Reglamento (CE) 852/2004 del Parlamento Europeo y del Consejo, de 29 de abril, relativo a la higiene de los productos alimenticios, enumera los requisitos que tiene que cumplir el transporte de alimentos.

En general, en el transporte, se deberá tener en cuenta y deberemos recoger en una hoja de registro que quedará archivada en nuestro APPCC:

- El estado de limpieza del vehículo. Se comprobará antes de la carga del mismo asegurándose de que no quedan resto de residuos de la limpieza y desinfección del habitáculo y que esta no se hace en presencia de alimentos.

- La forma en que ha sido transportada la mercancía, comprobando que los productos se han colocado y protegido, de manera que se reduzca al mínimo el riesgo de contaminación.

- Si los vehículos de transporte tienen que llevar diferentes productos, existirá una separación efectiva entre ellos. También si estos productos son de diferente naturaleza.

- Se debe garantizar la temperatura que requiera cada producto (camiones isotermos) y esta se debe poder comprobar. Si se da el caso de tener que transportar productos envasados con necesidades de temperatura de transporte diferentes, el transporte se tiene que realizar a la temperatura más baja requerida.

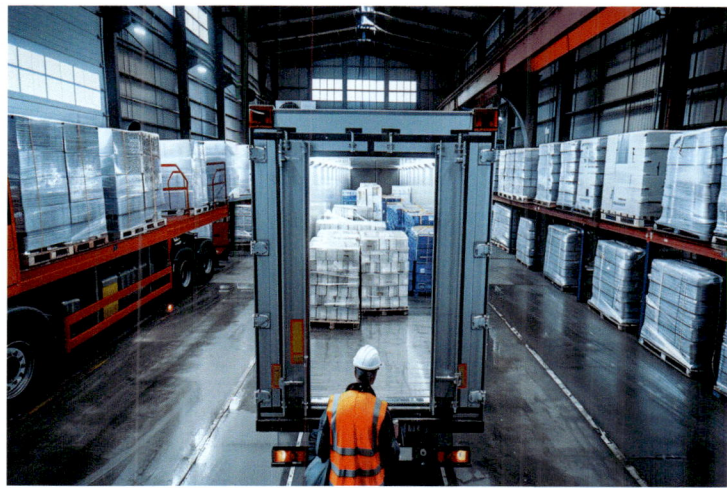

Figura 7.2. Se debe garantizar la cadena de frío en el transporte de alimentos.

■ Durante la operación de carga y de descarga, esta debe ser lo más rápida posible, con el fin de evitar que los productos estén expuestos a condiciones ambientales el mínimo tiempo posible. Nunca se deberán depositar los productos en el suelo, incluso en el caso de que estos tengan un embalaje resistente.

■ Una vez se ha llegado al destino, se comprobará el estado de la mercancía. Comprobando que el estado de envases y embalajes es el correcto y que el etiquetado se corresponde con lo que viene reflejado en la documentación aportada por el proveedor y en el albarán de compra.

■ Esta documentación nos va a asegurar la trazabilidad de los alimentos transportados e incluirá los siguientes datos:

Nombre del transportista.

Matrícula del vehículo.

Identificación de la carga (etiquetado).

Origen y destino de la carga.

Fecha del transporte.

Observación e información que se considere útil.

■ También, en la llegada a destino, se llevará a cabo el pesado o contado de la mercancía a fin de verificar que se ha entregado aquello que se había solicitado previo pedido y se hará un muestreo al azar de los productos para verificar la calidad de estos.

■ Si el transporte se ha realizado de forma correcta y la mercancía pasa los controles de calidad fijados, se procederá a su aceptación y posterior almacenamiento. En el caso de no aceptarse por presentar defectos inadmisibles en el producto o en las condiciones de transporte, se procederá a su devolución. Si la devolución no se pudiera hacer de forma inmediata, los productos que se van a devolver deberán ser identificados correctamente y separados del resto de materias primas.

ALMACENAMIENTO DE MERCANCÍAS

En general, para el almacenamiento de materias primas, productos intermedios y producto final, deberemos seguir una serie de pautas:

■ Todos los almacenes estarán limpios y ordenados.

■ No se colocará mercancía en el suelo, siempre sobre palé o cajas.

■ Materias primas, producto intermedio, producto final y envases estarán protegidos para evitar su contaminación.

■ Todos los productos deberán estar correctamente etiquetados.

■ Los productos estarán colocados de forma que se permita su localización. Además, se aplicará un sistema de rotación de *stock* para evitar que se almacene producto caducado y permitir que se utilice en primer lugar el producto que primero entró en el almacén y producto que esté abierto. Es lo que se llama sistema FIFO (*First In, First Out*), lo primero que entra es lo primero que sale.

- Si solo existe una cámara, se destinarán zonas separadas para cada producto: los ya elaborados, en los estantes superiores; más abajo, los alimentos sin cocinar; a continuación, los pollos y la caza; en la zona inferior, los alimentos más contaminantes, es decir, las verduras.

Dispondremos de un espacio de almacenamiento y de personal adecuados para poder mantener estas necesidades mínimas.

Clasificamos las áreas de almacenamiento en dos grupos:

- Almacenamiento a temperatura ambiente.
- Almacenamiento en refrigeración y/o congelación.

Almacenamiento a temperatura ambiente

No todas las materias primas usadas en la industria alimentaria requieren condiciones especiales de almacenamiento, por lo que se debe disponer de lugares destinados al almacenamiento de estos productos.

Se trata de productos más resistentes al deterioro como pueden ser la sal, el azúcar, los aditivos, etc., además de productos no alimentarios como envases y embalajes.

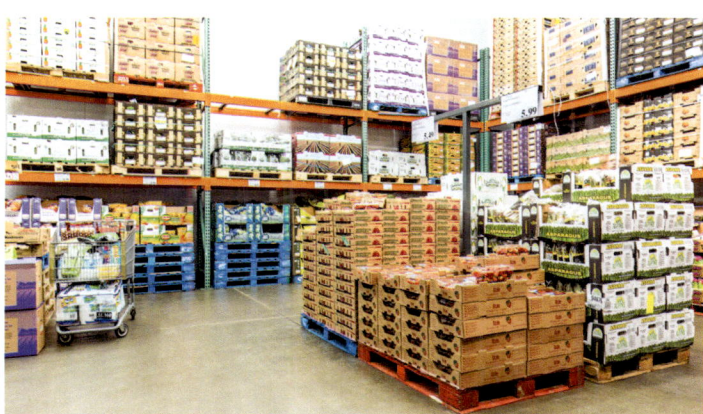

Figura 7.3. Almacenamiento a temperatura ambiente.

Las condiciones de almacenamiento de estos productos se recogen en la reglamentación técnicosanitaria sobre higiene de productos alimentarios basada en el Reglamento 852/2004, que, entre otros, recoge los siguientes aspectos:

- Los lugares destinados al almacenamiento a temperatura ambiente deben ser cerrados, secos y ventilados, y deberán estar protegidos de la luz del sol y de la entrada de plagas. Se deben mantener unas condiciones de temperatura, humedad relativa y circulación del aire adecuadas.

- Deberá existir una separación entre la zona destinada al almacenamiento de los productos alimenticios de aquellos que no lo son.

- Deben permitir la estiba de los productos almacenados.

Almacenamiento en refrigeración y/o congelación

Existen muchos productos que necesitan ser almacenados en condiciones de bajas temperaturas para así evitar reacciones de alteración en estos, manteniendo así su calidad al máximo. Se trata de productos perecederos, como la carne, el pescado, las frutas, las hortalizas, la leche, etcétera.

Los requisitos de almacenamiento para este tipo de productos serían:

- Control de temperatura, humedad y ventilación de la cámara para evitar que aparezcan zonas demasiado frías o zonas calientes o con variaciones de humedad. Para ello, se dispondrá de un sistema para la circulación forzada del aire.

- Control de los productos almacenados para que no sufran cambios bruscos de temperatura, por lo que las entradas y salidas de las cámaras se deben hacer de forma organizada, rápida y eficaz. En el caso de que alguna cámara se averíe, la empresa debe tener establecido un plan de emergencia para solventar el problema.

- La temperatura de refrigeración estará entre los 0-5 °C, aunque algunos productos pueden dañarse a estas temperaturas, por lo que se deben regular también a temperaturas de 5-12 °C para ciertas verduras o frutas. En cuanto a los productos que son almacenados en congelación, la temperatura que alcanzan es de 18 °C.

- La estiba de los productos en el interior de la cámara no debe entorpecer la circulación del aire.

- Incompatibilidades: existen productos que son muy receptivos a la captación de olores y sabores, por lo que no deben ser almacenados junto a otros que les puedan conferir aromas y sabores extraños.

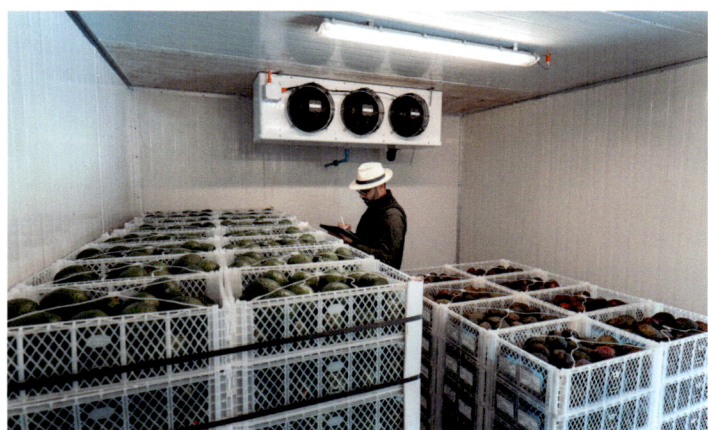

Figura 7.4. Almacenamiento de verduras a temperatura regulada.

ACTIVIDAD

Relaciona cada concepto con su definición o característica en la siguiente tabla:

CONCEPTOS	DEFINICIONES O CARACTERÍSTICAS
Reglamento (CE) 852/2004	A. Proceso de eliminación de microorganismos patógenos en superficies y utensilios.
APPCC	B. Técnica de conservación de alimentos a temperaturas bajo cero para evitar su deterioro.
Trazabilidad	C. Análisis de Peligros y Puntos de Control Críticos, sistema para asegurar la inocuidad de los alimentos.
Estiba	D. Permitir unas prácticas correctas de higiene incluyendo la protección contra plagas.
Ventilación	E. Reglamento que establece los requisitos de higiene para instalaciones alimentarias en la Unión Europea.
Desinfección	F. Capacidad de seguir el rastro de un alimento a través de todas las etapas de producción, transformación y distribución.
Telas mosquiteras	G. Colocación y distribución de mercancías para su almacenamiento o transporte.
FIFO	H. Método de conservación de alimentos mediante el mantenimiento de bajas temperaturas.
Refrigeración	I. Proceso de renovación del aire en un espacio para mantener la calidad del mismo.
Almacenamiento en congelación	J. Sistema de rotación de stock para evitar el almacenamiento de productos caducados.

RESUMEN

La normativa sobre la higiene de productos alimentarios, específicamente el Reglamento (CE) 852/2004, establece los requisitos que deben cumplir las instalaciones, salas, equipos y utensilios en la manipulación de alimentos. Estos requisitos están diseñados para garantizar un entorno limpio, seguro y adecuado para el almacenamiento, manipulación y distribución de alimentos. Las instalaciones deben permitir una limpieza y desinfección adecuada, evitar la acumulación de suciedad y proteger contra la contaminación. Las salas de manipulación deben estar diseñadas para prácticas higiénicas correctas, y los equipos deben limpiarse y desinfectarse periódicamente. El transporte y almacenamiento de alimentos también tienen normas específicas para asegurar la higiene y la calidad de los productos durante todo el proceso.

ACTIVIDADES FINALES

TEST DE EVALUACIÓN

7.1. **¿Cuál es el reglamento que establece las normas de higiene para los productos alimentarios en la UE?**

a) Reglamento (CE) 178/2002.

b) Reglamento (CE) 853/2004.

c) Reglamento (CE) 852/2004.

d) Reglamento (CE) 854/2004.

7.2. **¿Qué deben evitar las instalaciones según el reglamento?**

a) La acumulación de suciedad.

b) La ventilación adecuada.

c) El uso de materiales no tóxicos.

d) La protección contra plagas.

7.3. **¿Qué deben tener los inodoros de las instalaciones alimentarias?**

a) Conexión directa con las salas de manipulación.

b) Estar conectados a una red de evacuación.

c) Tener agua corriente fría.

d) Estar situados en las zonas de trabajo.°°

7.4. **¿Cuál es la temperatura de almacenamiento en refrigeración recomendada?**

a) 0-5 °C.

b) 5-10 °C.

c) 18 °C.

d) 10-15 °C.

7.5. **¿Qué se debe evitar durante la operación de carga y descarga de alimentos?**

a) Utilizar palés.

b) Depositar los productos en el suelo.

c) Revisar el etiquetado.

d) Proteger los alimentos.

7.6. **¿Qué método se utiliza para separar los alimentos durante su transporte?**

a) Envasado al vacío.

b) Separación efectiva.

c) Refrigeración.

d) Liofilización.

7.7. **¿Qué deben incluir las instalaciones destinadas al lavado de productos y utillaje?**

a) Agua corriente caliente y fría.

b) Solo agua caliente.

c) Solo agua fría.

d) Ventilación mecánica.

7.8. **¿Qué deben tener las ventanas en las salas de manipulación de alimentos?**

a) Ventilación natural.

b) Telas mosquiteras ajustables.

c) Cristales tintados.

d) Calefacción.

7.9. **¿Qué se debe hacer si una cámara de almacenamiento se avería?**

a) Vaciar la cámara inmediatamente.

b) Establecer un plan de emergencia.

c) Mantener la puerta cerrada.

d) Apagar el sistema de refrigeración.

7.10. **¿Qué tipo de productos no deben almacenarse juntos debido a la captación de olores y sabores?**

a) Productos enlatados.

b) Frutas y verduras.

c) Productos receptivos a olores.

d) Productos envasados al vacío.

GLOSARIO

- **APPCC**: siglas de Análisis de Peligros y Puntos de Control Críticos; sistema para asegurar la inocuidad de los alimentos.

- **Congelación**: conservación de alimentos a temperaturas bajo cero para evitar su deterioro.

- **Desinfección**: proceso de eliminación de microorganismos patógenos en superficies y utensilios.

- **Estiba**: colocación y distribución de mercancías para su almacenamiento o transporte.

- **Higiene**: conjunto de prácticas y condiciones necesarias para mantener la salud y prevenir enfermedades, especialmente mediante la limpieza.

- **Inodoros**: instalaciones sanitarias utilizadas para la evacuación de desechos humanos, esenciales en instalaciones de manipulación de alimentos para mantener la higiene.

- **Liofilización**: técnica de conservación de alimentos mediante la congelación y posterior eliminación del agua por sublimación.

- **Refrigeración**: método de conservación de alimentos mediante el mantenimiento de bajas temperaturas.

- **Trazabilidad**: capacidad de seguir el rastro de un alimento a través de todas las etapas de producción, transformación y distribución.

- **Ventilación**: proceso de renovación del aire en un espacio para mantener la calidad del mismo.

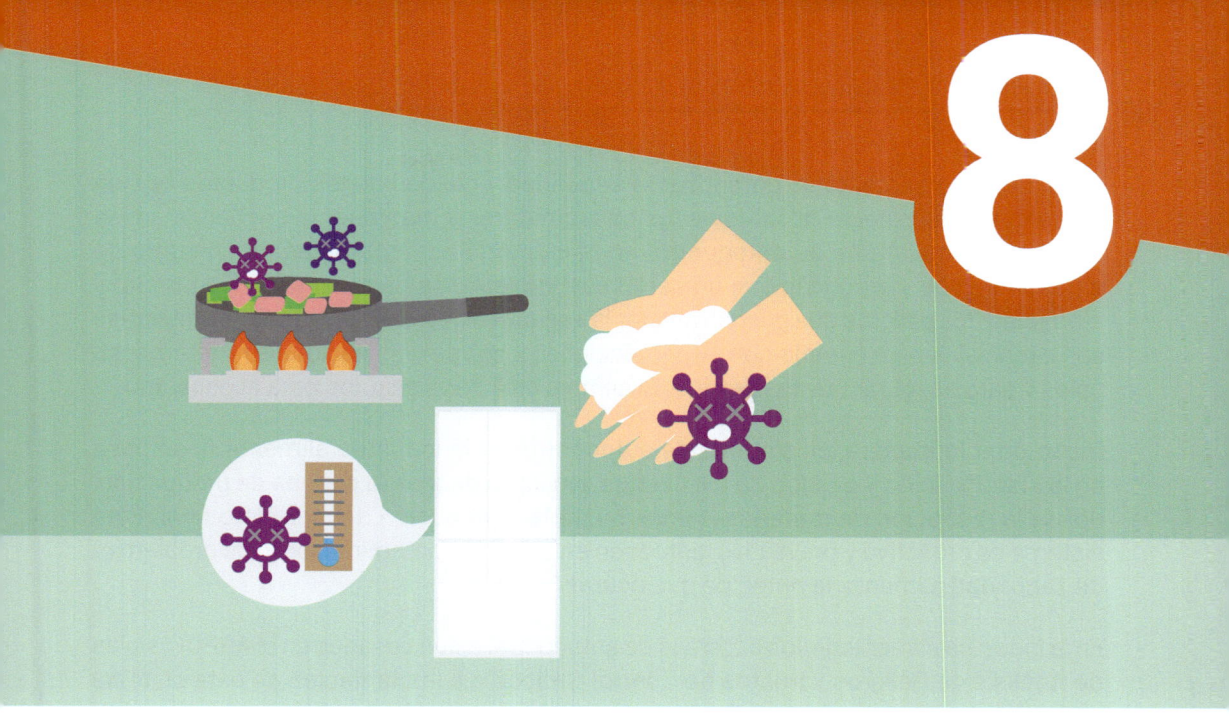

Aplicación del sistema APPCC

En la industria alimentaria, garantizar la seguridad y calidad de los productos es fundamental para proteger la salud de los consumidores y mantener la confianza en las empresas. Un sistema de autocontrol en la industria alimentaria es un conjunto de procedimientos y prácticas que una empresa implementa para identificar, controlar y monitorear los peligros que puedan afectar la seguridad de los alimentos. Estos sistemas son esenciales para cumplir con las regulaciones y normativas nacionales e internacionales y para asegurar que los productos alimenticios sean seguros para el consumo.

Dicho de otra manera, un sistema de autocontrol en la industria alimentaria se basa en la identificación y gestión de los riesgos a lo largo de toda la cadena de producción, desde la recepción de materias primas hasta la distribución del producto final. Este sistema es proactivo y preventivo, enfocado en evitar la contaminación y los problemas de seguridad alimentaria antes de que ocurran.

En la industria alimentaria, los sistemas de autocontrol están basados en el APPCC, siglas de Análisis de Peligros y Puntos de Control Críticos. La implantación de este sistema preventivo es de obligado cumplimiento en las empresas alimentarias, según se recoge en el artículo V del Reglamento (CE) 852/2004 del Parlamento Europeo y del Consejo, de 29 de abril de 2004, relativo a la higiene de los productos alimenticios.

La aplicación del sistema APPCC, como ya se ha mencionado, es obligatoria para todo tipo de empresas que intervienen en cualquiera de las fases de la cadena alimentaria, desde la producción primaria hasta su transformación, distribución y venta.

Las autoridades sanitarias podrán aplicar sanciones económicas e incluso el cierre de las instalaciones que no cumplan con esta obligatoriedad de acuerdo con la Ley 17/2011, de 5 de julio, de seguridad alimentaria y nutrición.

Nos encontramos diferentes tipos de sistemas de autocontrol:

- Sistemas basados en APPCC: el APPCC es el sistema de autocontrol más reconocido y utilizado en todo el mundo. Su enfoque preventivo y sistemático lo hace altamente efectivo para identificar y controlar peligros en la producción de alimentos. Las empresas que implementan el APPCC deben seguir los siete principios establecidos y mantener una documentación rigurosa de todas las actividades relacionadas con el sistema.

  La aplicación de un sistema APPCC debe ser proporcional al riesgo que tiene el alimento de contaminarse, por lo que podremos alcanzar el grado de seguridad alimentaria requerido por diferentes medios y en función de las diferentes situaciones en las que nos encontremos.

  Los sistemas basados en APPCC serán de aplicación en empresas elaboradoras, es decir, que procesan, fabrican o transforman alimentos, y en las empresas envasadoras de estos. Además, también se deben implantar en hospitales, colegios y residencias de la tercera edad. Las carnicerías son una excepción dentro de los comercios minoristas que deben aplicar los sistemas APPCC y sus guías.

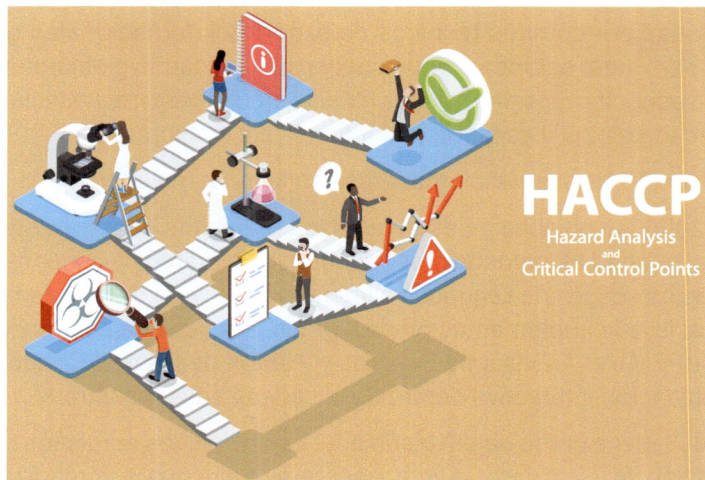

Figura 8.1. APPCC: Análisis de peligros y puntos de control críticos.

- Guías de prácticas correctas de higiene (GPCH): todas las empresas del sector de la alimentación tienen la obligación de desarrollar e implantar sistemas de gestión de la seguridad alimentaria que estarán basados en el APPCC, pero, debido a sus características, algunas empresas de este sector tienen especialmente difícil o limitado el cumplimiento de esa obligación de manera efectiva.

  Para poder cumplir esta serie de requisitos legales de higiene y seguridad de los alimentos, las comunidades autónomas disponen de las guías de prácticas correctas de higiene (GPCH) que ayudarán a las empresas a aplicar los autocontroles necesarios que garanticen la calidad y la seguridad alimentaria del producto que elaboran, controlando los peligros y cumpliendo las normas impuestas.

  Así, están publicadas varias GPCH de diferentes sectores como pueden ser: restauración colectiva, obradores de pastelería, cadenas de alimentación y comercios minoristas, transporte de alimentos o almacenes alimentarios, etcétera.

- Requisitos de higiene alimentaria: estos se aplican en las empresas no transformadoras de alimentos, como podrían ser empresas que se dedican al transporte de alimentos, establecimientos hosteleros sin cocina o mercados ambulantes, entre otros. De manera obligatoria, deberán aplicar todos los requisitos de higiene alimentaria (generales y específicos) y las disposiciones que aplican a los productos, a la limpieza y desinfección, condiciones de locales, instalaciones, equipos, etcétera.

- Sistemas de gestión de la calidad: los sistemas de gestión de la calidad o normas ISO se centran en asegurar que los productos y servicios de una organización cumplan consistentemente con los requisitos del cliente y las normativas legales siendo productos seguros y de alta calidad. En la industria alimentaria, estos sistemas se integran frecuentemente con otros sistemas de seguridad alimentaria, como el APPCC, para crear un enfoque integral de calidad y seguridad. Estas normas son desarrolladas por comités técnicos de expertos internacionales que trabajan en conjunto para crear estándares que puedan ser aplicados globalmente. En Europa y España, la adopción de estas normas ha sido crucial para mantener la competitividad en el mercado global y asegurar la confianza del consumidor.

Las normas ISO básicas implementadas en la industria alimentaria son:

— ISO 22000: su objetivo es establecer los requisitos para un sistema de gestión de la seguridad alimentaria proporcionando un marco para identificar, controlar y mitigar los riesgos de seguridad alimentaria a lo largo de la cadena de suministro, esto incluye la implementación de buenas prácticas de elaboración y manipulación (BPEM), el Análisis de Peligros y Puntos de Control Críticos (APPCC) y la comunicación interactiva dentro de la cadena de suministro.

— ISO 9001: tiene como objetivo principal establecer los requisitos para un sistema de gestión de la calidad. De esta manera, asegura que las organizaciones puedan cumplir consistentemente con los requisitos del cliente y mejorar su satisfacción a través de la mejora continua de sus procesos y sistemas. Se centra en la gestión de calidad, con un enfoque en el cliente, liderazgo, participación del personal y mejora continua.

— ISO 14001: establece los requisitos para un sistema de gestión ambiental para proporcionar un marco para que las organizaciones puedan mejorar su desempeño ambiental, cumpliendo con las regulaciones ambientales aplicables y gestionando sus responsabilidades de manera sistemática. Incluye la identificación y control de los aspectos ambientales, el cumplimiento de la legislación ambiental y la mejora continua del sistema de gestión ambiental.

— ISO 45001: esta norma establece los requisitos para un sistema de gestión de seguridad y salud en el trabajo. Por lo que, una vez implantada, proporciona un entorno de trabajo seguro y saludable al prevenir lesiones y problemas de salud relacionados con el trabajo, mejorando continuamente el desempeño en seguridad y salud ocupacional. Se enfoca en la identificación y control de riesgos laborales, el cumplimiento de la legislación en materia de seguridad y salud, y la mejora continua del sistema de gestión de seguridad y salud en el trabajo.

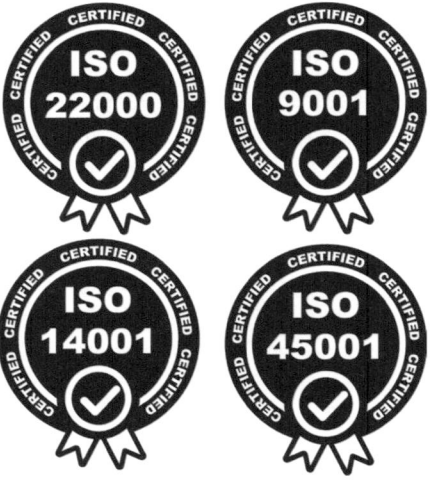

Figura 8.2. Normas ISO.

© Ediciones Paraninfo

- Normas específicas de seguridad alimentaria: existen varias normas específicas de seguridad alimentaria que son ampliamente reconocidas en la industria. Algunas de las más comunes incluyen:

  — BRC (*British Retail Consortium*): una norma global para la seguridad alimentaria que establece requisitos para la producción, envasado, almacenamiento y distribución de alimentos.

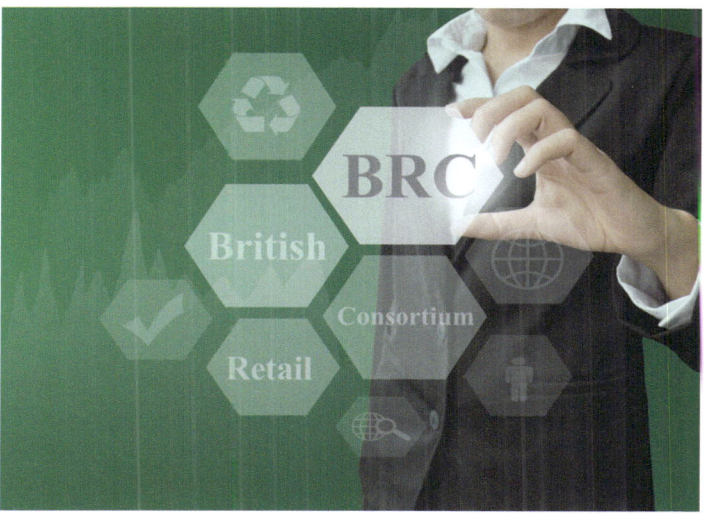

Figura 8.3. Norma BRC.

  — IFS (*International Featured Standards*): un estándar de seguridad alimentaria desarrollado para auditar a los proveedores de alimentos.

  — FSSC 22000 (*Food Safety System Certification*): una norma de certificación que combina los requisitos de ISO 22000 con programas de prerrequisitos específicos.

ACTIVIDAD

Indica si las siguientes afirmaciones son verdaderas o falsas:

1. ___ Un sistema de autocontrol en la industria alimentaria es opcional para las empresas.

2. ___ El APPCC es el sistema de autocontrol más reconocido y utilizado a nivel mundial.

3. ___ Las carnicerías están excluidas de la obligación de aplicar sistemas APPCC.

4. ___ Las guías de prácticas correctas de higiene (GPCH) son obligatorias para todas las empresas del sector alimentario.

5. ___ Las normas ISO en la industria alimentaria incluyen la ISO 22000, ISO 9001, ISO 14001 e ISO 45001.

6. ___ La ISO 9001 se enfoca en la seguridad alimentaria exclusivamente.

7. ___ La aplicación del sistema APPCC es proporcional al riesgo de contaminación del alimento.

8. ___ Las autoridades sanitarias pueden sancionar económicamente a lás empresas que no cumplan con las regulaciones de seguridad alimentaria.

9. ___ La norma ISO 14001 establece requisitos para un sistema de gestión ambiental.

10. ___ La norma BRC y la norma IFS son normas específicas de seguridad alimentaria reconocidas internacionalmente.

RESUMEN

En la industria alimentaria, es crucial garantizar la seguridad y calidad de los productos para proteger la salud de los consumidores y mantener la confianza en las empresas. Los sistemas de autocontrol, basados en la identificación y gestión de riesgos a lo largo de la cadena de producción, son esenciales para cumplir con las normativas y asegurar la seguridad alimentaria. El APPCC, obligatorio según el Reglamento (CE) 852/2004, es el sistema de autocontrol más utilizado globalmente. Existen también guías de prácticas correctas de higiene (GPCH) para ayudar a las empresas a cumplir con los requisitos de seguridad. Además, las normas ISO, como ISO 22000, ISO 9001, ISO 14001 e ISO 45001, se integran para garantizar productos seguros y de alta calidad. Normas específicas como BRC, IFS y FSSC 22000 también juegan un papel importante en la seguridad alimentaria.

ACTIVIDADES FINALES

TEST DE EVALUACIÓN

8.1. **¿Cuál es el objetivo principal de un sistema de autocontrol en la industria alimentaria?**

a) Aumentar las ventas.

b) Identificar y gestionar peligros para la seguridad alimentaria.

c) Reducir los costos de producción.

d) Mejorar el sabor de los alimentos.

8.2. **¿Qué significa APPCC?**

a) Análisis de Peligros y Puntos de Control Críticos.

b) Asociación de Productores de Comida y Control.

c) Análisis de Productos y Control de Calidad.

d) Aplicación de Procesos y Control de Calidad.

8.3. **¿Qué reglamento establece la obligatoriedad del APPCC en la UE?**

a) Reglamento (CE) 178/2002.

b) Reglamento (CE) 852/2004.

c) Reglamento (CE) 1169/2011.

d) Reglamento (CE) 1935/2004.

8.4. **¿En qué tipo de empresas es obligatorio implementar el APPCC?**

a) Solo en grandes industrias alimentarias.

b) En todas las empresas que forman parte de la cadena alimentaria.

c) Solo en empresas de transporte de alimentos.

d) Solo en restaurantes.

8.5. **¿Qué son las GPCH?**

a) Guías de prácticas correctas de higiene.

b) Guías de producción y control de higiene.

c) Guías de procesos de calidad e higiene.

d) Guías de pruebas de calidad higiénica.

8.6. **¿Cuál es el propósito de la norma ISO 22000?**

a) Establecer requisitos para un sistema de gestión ambiental.

b) Establecer requisitos para un sistema de gestión de la calidad.

c) Establecer requisitos para un sistema de gestión de la seguridad alimentaria.

d) Establecer requisitos para un sistema de gestión de seguridad y salud en el trabajo.

8.7. **¿Qué norma ISO se centra en la gestión de la calidad?**

a) ISO 9001.

b) ISO 14001.

c) ISO 45001.

d) ISO 22000.

8.8. **¿Qué autoridades pueden sancionar a las empresas que no cumplan con la obligatoriedad del APPCC?**

a) Autoridades fiscales.

b) Autoridades sanitarias.

c) Autoridades de consumo.

d) Autoridades laborales.

8.9. **¿Qué norma ISO se enfoca en la gestión ambiental?**

a) ISO 9001.

b) ISO 14001.

c) ISO 22000.

d) ISO 45001.

8.10. **¿Qué norma de seguridad alimentaria es una combinación de ISO 22000 con programas de prerrequisitos específicos?**

a) BRC.

b) IFS.

c) FSSC 22000.

d) GMP.

GLOSARIO

- **Autocontrol**: conjunto de procedimientos y prácticas para asegurar la seguridad y calidad de los alimentos dentro de una empresa.

- **BRC (*British Retail Consortium*)**: norma global para la seguridad alimentaria enfocada en la producción, envasado, almacenamiento y distribución de alimentos.

- **GPCH (guías de prácticas correctas de higiene)**: herramientas para ayudar a las empresas alimentarias a cumplir con los requisitos de seguridad e higiene.

- **IFS (*International Featured Standards*)**: estándar de seguridad alimentaria desarrollado para auditar a los proveedores de alimentos.

- **ISO 14001**: norma que establece los requisitos para un sistema de gestión ambiental.

- **ISO 22000**: norma que establece los requisitos para un sistema de gestión de la seguridad alimentaria.

- **ISO 45001**: norma que establece los requisitos para un sistema de gestión de seguridad y salud en el trabajo.

- **ISO 9001**: norma que establece los requisitos para un sistema de gestión de la calidad.

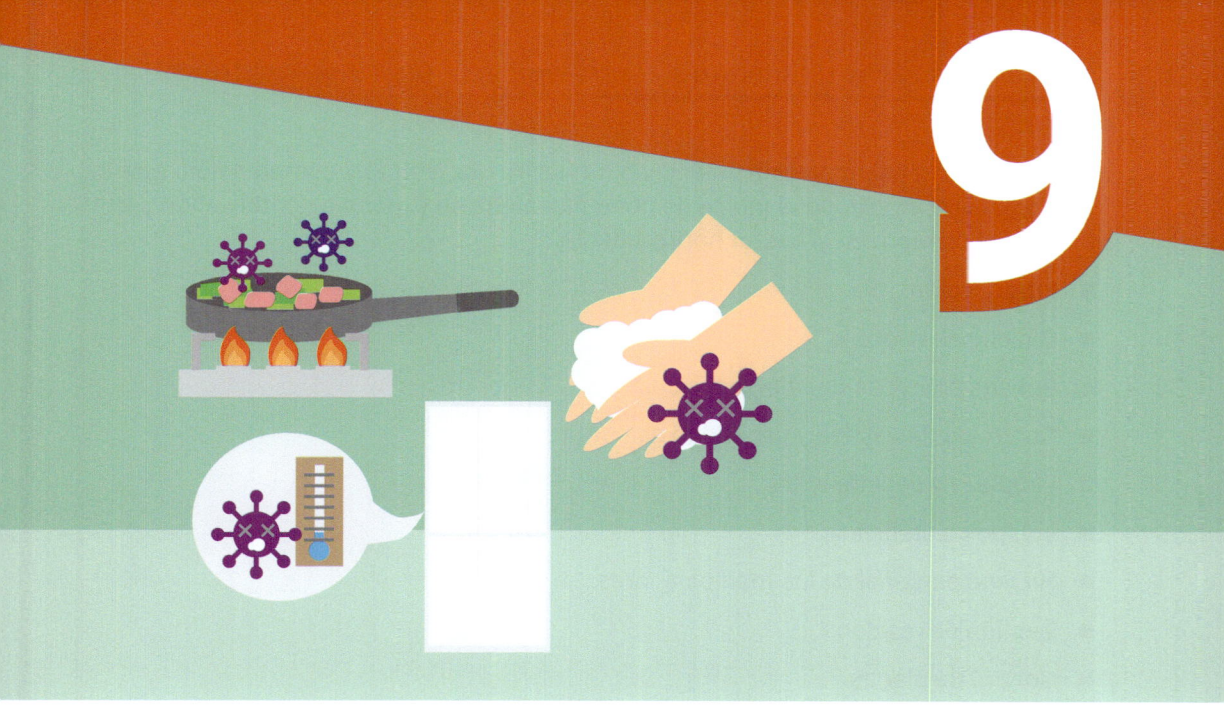

Higiene alimentaria del sector de manipulado de productos hortofrutícolas

Contenido

Debido a la extensión de esta unidad y para facilitar su lectura y comprensión, esta se va a presentar siguiendo el índice de contenidos que se expone a continuación y centrándonos siempre en el sector hortofrutícola:

- Introducción.

- Higiene alimentaria.

- Buenas prácticas de manipulación.

- Controles de calidad y seguridad alimentaria.

- Limpieza y desinfección.

- Equipos y utensilios.

- Higiene personal de los manipuladores.

- Gestión de residuos.

- Control de plagas.

- Tecnología e innovación en higiene alimentaria.

9.1. Introducción

Como ya sabemos, la higiene alimentaria es un aspecto crucial en la producción y manipulación de alimentos, especialmente en el sector hortofrutícola.

En un mundo donde la seguridad alimentaria y la calidad de los productos son cada vez más importantes, es fundamental que los profesionales del sector hortofrutícola comprendan y apliquen prácticas de higiene adecuadas para asegurar la salud y satisfacción del consumidor final.

La higiene alimentaria en el sector hortofrutícola no solo es vital para la salud pública, sino que también es esencial para mantener la calidad y la frescura de los productos. Las frutas y verduras son productos perecederos que pueden ser fácilmente contaminados por microorganismos patógenos, químicos o físicos durante las diferentes etapas de su manipulación, desde la cosecha hasta el consumo final.

Por tanto, la aplicación de buenas prácticas de higiene en este sector ayuda a prevenir enfermedades transmitidas por alimentos, reduce el desperdicio de productos y aumenta la confianza del consumidor. Además, el cumplimiento de las normativas de higiene alimentaria es crucial para acceder a mercados nacionales e internacionales, asegurando así la competitividad y sostenibilidad del negocio hortofrutícola.

Los productos hortofrutícolas son aquellos alimentos de origen vegetal que incluyen frutas, verduras, hortalizas, legumbres frescas, raíces y tubérculos. Estos productos son esenciales en la dieta humana debido a su alto contenido en vitaminas, minerales, fibra y antioxidantes.

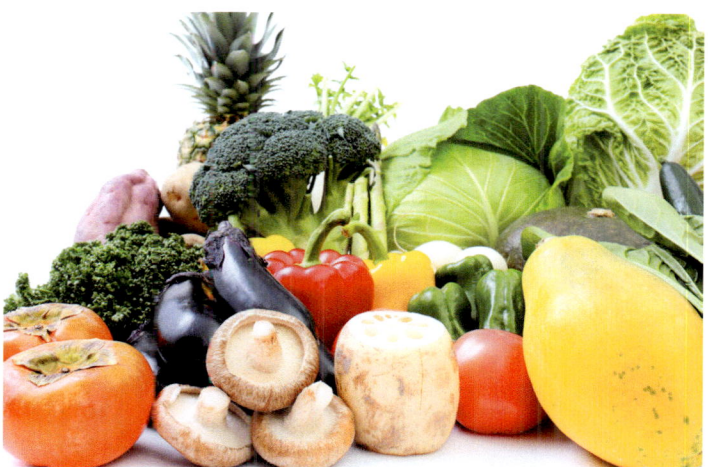

Figura 9.1. Productos hortofrutícolas.

Las frutas son las estructuras de las plantas que se desarrollan a partir de la flor y contienen las semillas. Son la parte comestible de muchas plantas y se caracterizan por su contenido en azúcares naturales, vitaminas, minerales, fibra y agua, lo que las convierte en una fuente importante de nutrientes y energía en la dieta humana. Suelen tener un sabor dulce o ácido, y son consumidas frescas, cocidas o procesadas en diversas formas.

Las frutas se clasifican en.

- Frutas de pepita, como son la manzana o la pera.
- Frutas de hueso o drupas, ejemplos serían el melocotón, la ciruela o la cereza.
- Frutas cítricas, como naranjas, limones, mandarinas o pomelos.
- Frutas tropicales, tales como el mango o la piña.
- Frutas del bosque o frutos rojos, como las fresas, las frambuesas o lo arándanos.
- Frutos secos, como las almendras o las nueces.

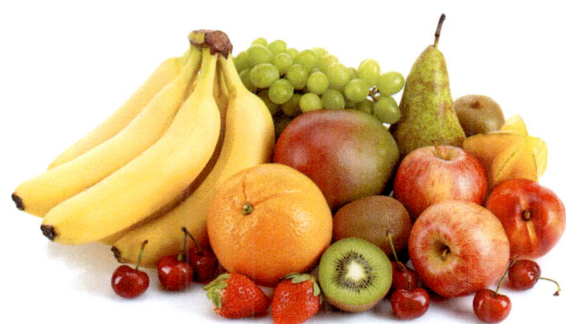

Figura 9.2. Frutas.

Las verduras son una categoría amplia de plantas comestibles que incluyen una variedad de partes de la planta, como hojas, tallos, flores y algunas veces frutos. Se caracterizan por ser ricas en vitaminas, minerales y fibra, y son esenciales para una dieta equilibrada. Ejemplos comunes de verduras son las espinacas (hojas), la lechuga (hojas), el brócoli (flores) o el apio (tallo).

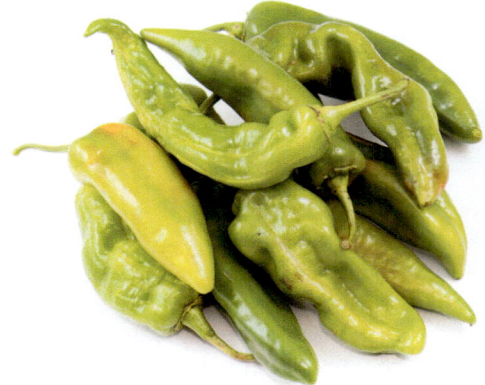

Figura 9.3. Pimientos.

En cuanto a las hortalizas son un término más amplio que incluye todas las plantas cultivadas en huertas que se consumen como alimento, abarcando tanto verduras como otros tipos de plantas comestibles, como raíces, tubérculos, legumbres frescas, bulbos, entre otros. En resumen, todas las verduras son hortalizas, pero no todas las hortalizas son verduras. Ejemplos de estas serían: el tomate (fruto), la zanahoria (raíz), la cebolla (bulbo) o el pepino (fruto).

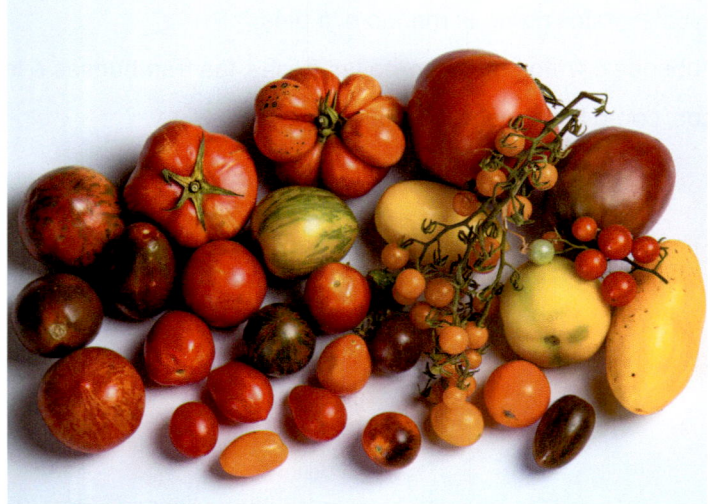

Figura 9.4. Diferentes variedades de tomates.

Las legumbres frescas son las semillas comestibles de plantas de la familia *Fabaceae* o *Leguminosae* que se consumen cuando están en su estado fresco y verde, antes de secarse. Algunas legumbres frescas comunes incluyen: guisantes verdes, judías verdes, habas verdes o *edamame*, entre otros.

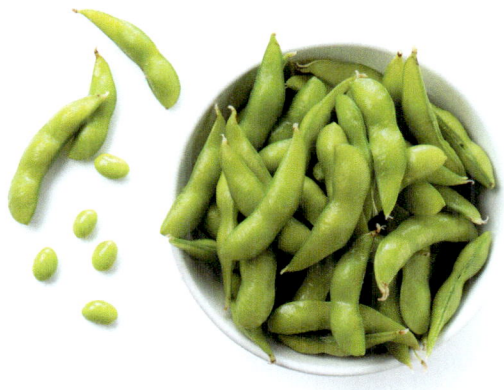

Figura 9.5. Edamame.

Las raíces son órganos subterráneos de las plantas que absorben agua y nutrientes del suelo y los transportan a las otras partes de la planta. Las raíces comestibles son aquellas que se consumen como alimento; podemos destacar las zanahorias, la remolacha o el rábano.

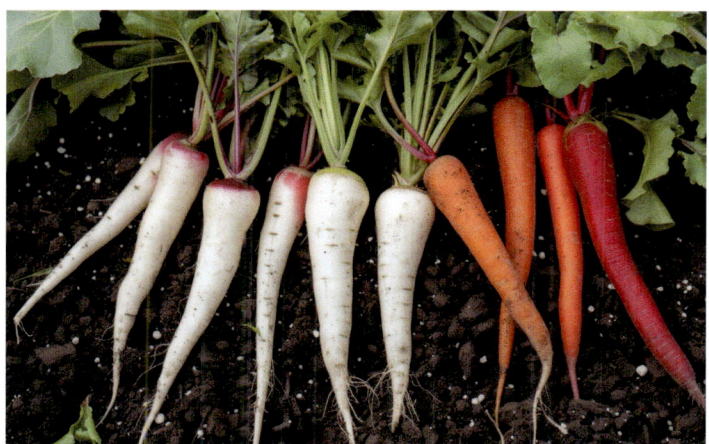

Figura 9.6. Diferentes tipos de zanahorias.

Por último, en cuanto a los tubérculos, estos son órganos subterráneos de las plantas que sirven como estructuras de almacenamiento de nutrientes. A diferencia de las raíces, los tubérculos son tallos modificados y engrosados. Algunos tubérculos comunes son la patata, el boniato (batata) o la yuca.

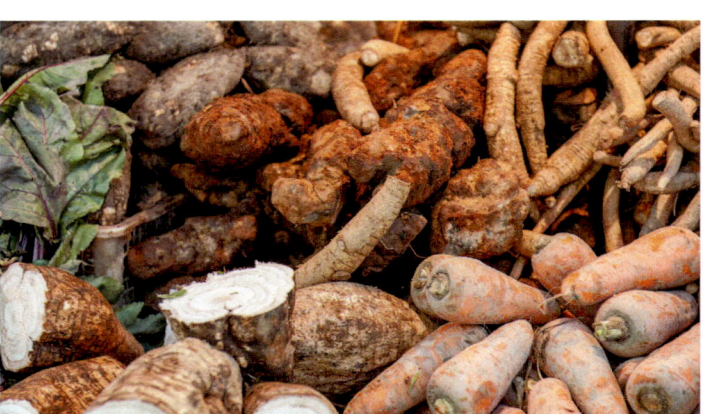

Figura 9.7. Diferentes tipos de tubérculos.

Al igual que en el resto de la industria alimentaria, la higiene es un componente esencial para garantizar la seguridad y calidad de los productos hortofrutícolas. Para ello, es imprescindible que los manipuladores de este tipo de industria conozcan y cumplan con las leyes y normativas vigentes, tanto nacionales como internacionales. Estas regulaciones establecen los estándares que deben seguirse en cada etapa de la cadena de producción y distribución para prevenir la contaminación y asegurar la salud pública.

Conocer y entender estas normativas no solo es una obligación legal para los profesionales del sector, sino también una responsabilidad ética que contribuye a la protección de la salud pública y a la confianza del consumidor en los productos hortofrutícolas.

Como ya hemos hablado en este manual, en la Unión Europea, el Reglamento (CE) n.º 852/2004 sobre higiene de los productos alimenticios es fundamental. Este reglamento exige a los operadores del sector alimentario la implementación de sistemas basados en los principios del Análisis de Peligros y Puntos de Control Críticos (APPCC).

En España, es la Ley 17/2011, de 5 de julio, de seguridad alimentaria y nutrición, la que establece los principios y requisitos generales para garantizar la seguridad alimentaria. Además, el Real Decreto 640/2006 regula las condiciones de producción y comercialización de los alimentos. Es crucial que los manipuladores de alimentos estén familiarizados con estas leyes y regulaciones para asegurar el cumplimiento y evitar sanciones.

En cuanto a las normativas específicas para el sector hortofrutícola, este está sujeto a una serie de regulaciones específicas que buscan asegurar la calidad y seguridad de los productos desde su origen hasta su consumo final. Estas normativas cubren diversos aspectos, desde los criterios microbiológicos hasta las prácticas agrícolas y la trazabilidad.

Aunque no se centra de manera específica en el sector hortofrutícola, el Reglamento (UE) n.º 1169/2011 sobre la información alimentaria facilitada al consumidor es crucial, ya que regula el etiquetado y la información que debe proporcionarse a los consumidores.

Entre las normativas más relevantes que afectan al sector hortofrutícola está el Reglamento (CE) n.º 2073/2005 que establece los criterios microbiológicos para los productos alimenticios, incluyendo frutas y verduras. Los criterios microbiológicos son esenciales para asegurar que los productos no representen un riesgo para la salud del consumidor. El cumplimiento de este reglamento es fundamental para evitar brotes de enfermedades transmitidas por alimentos y garantizar la inocuidad de los productos hortofrutícolas.

Por otro lado, tenemos las normas de calidad comercial de frutas y hortalizas. Estas normas, aplicadas tanto en el ámbito nacional como europeo, definen los estándares de calidad y etiquetado de los productos hortofrutícolas para su comercialización. Algunos de los aspectos más importantes incluyen:

- **Clasificación por categorías:** las frutas y hortalizas se clasifican en diferentes categorías (Extra, I, II) basadas en su calidad, tamaño y apariencia. Cada categoría tiene requisitos específicos que los productos deben cumplir.

- **Etiquetado:** las normas junto a al Reglamento (UE) n.º 1169/2011 sobre la información alimentaria facilitada al consumidor establecen las reglas de etiquetado que deben seguirse para proporcionar información clara y precisa a los consumidores. Esto incluye detalles como el nombre del producto, país de origen y categoría de calidad.

- **Tolerancias de calidad y tamaño:** se definen las tolerancias permitidas para variaciones en calidad y tamaño dentro de cada categoría, asegurando una consistencia en los productos disponibles en el mercado.

Estas normas ayudan a mantener la transparencia y la confianza en el mercado, permitiendo a los consumidores hacer elecciones informadas.

Global GAP es una norma internacional voluntaria para la producción agroalimentaria que asegura el cumplimiento de buenas prácticas agrícolas (BPA), incluyendo la higiene y seguridad alimentaria. Los principales elementos de Global GAP son:

- **Buenas prácticas agrícolas (BPA):** estas prácticas incluyen medidas para la gestión del suelo, el agua, los productos fitosanitarios y la biodiversidad. Por ejemplo, se fomenta el uso racional de pesticidas y fertilizantes para minimizar el impacto ambiental y la presencia de residuos en los productos.

- **Seguridad alimentaria:** Global GAP exige la implementación de sistemas de autocontrol, como el APPCC, para identificar y controlar los riesgos de contaminación en todas las etapas de producción.

- **Trazabilidad:** los productores deben mantener registros detallados de todas las actividades relacionadas con la producción, permitiendo la trazabilidad completa de los productos desde el campo hasta el consumidor.

La certificación Global GAP es un reconocimiento de que los productos cumplen con altos estándares de calidad y seguridad, lo que puede mejorar la competitividad de los productores en el mercado global.

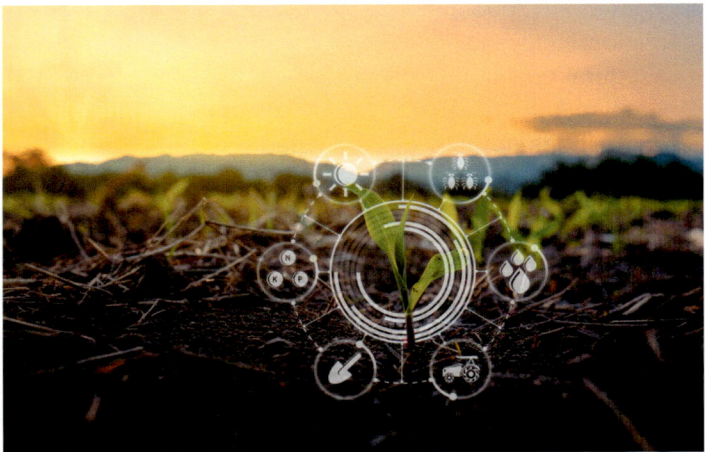

Figura 9.8. Global GAP.

9.2. Higiene alimentaria

Como venimos diciendo hasta ahora, la higiene alimentaria es esencial para garantizar que los productos hortofrutícolas sean seguros para el consumo. A modo de repaso, vamos a recordar que cuando hablamos de higiene alimentaria nos referimos al conjunto de condiciones y medidas necesarias para garantizar la seguridad e inocuidad de los alimentos en todas las etapas de la cadena alimentaria, desde la producción hasta el consumo (de la granja a la mesa).

Los principios básicos de la higiene alimentaria incluyen:

- **Limpieza:** mantener todas las superficies y equipos limpios para evitar la acumulación de suciedad y residuos que pueden albergar microorganismos.

- **Desinfección:** uso de productos químicos o métodos físicos para eliminar o reducir la presencia de microorganismos en superficies y equipos.

- **Manejo adecuado de residuos:** eliminación segura de los desechos y residuos para prevenir la contaminación cruzada.

- **Higiene personal:** asegurar que los manipuladores de alimentos mantengan un alto nivel de higiene personal, incluyendo el lavado frecuente de manos y el uso de ropa protectora y limpia.

- **Control de plagas:** implementar medidas para prevenir la presencia de plagas en las áreas de manipulación y almacenamiento de alimentos.

Como ya sabemos, la contaminación de alimentos puede ocurrir en cualquier etapa de la cadena alimentaria y puede clasificarse en tres tipos principales:

- **Contaminación microbiológica:** causada por microorganismos patógenos, como bacterias, virus, hongos y parásitos. A través de aguas contaminadas, suelos contaminados o mediante los propios manipuladores de alimentos.

- **Contaminación química:** resulta de la presencia de sustancias químicas nocivas en los alimentos, como residuos de pesticidas, metales pesados o contaminantes industriales provenientes de actividades industriales cercanas a las áreas de cultivo.

- **Contaminación física:** ocurre cuando objetos extraños se encuentran en los alimentos. Las fuentes comunes son fragmentos de vidrio o metal, materiales de embalado o contaminantes naturales como piedras, tierra o insectos que se adhieren a los productos durante la cosecha.

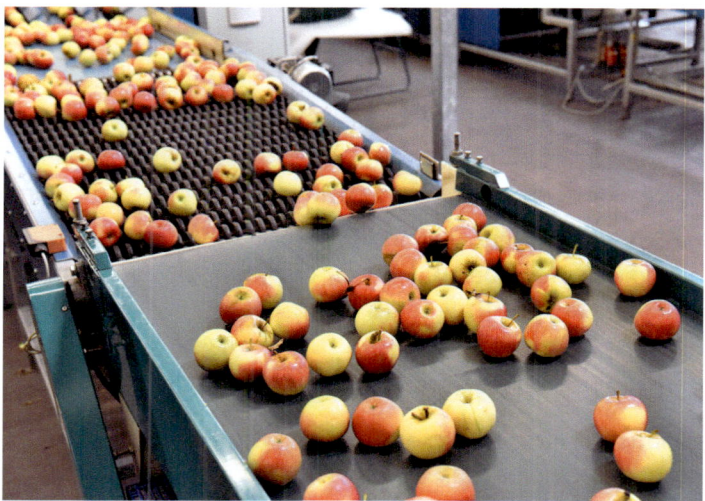

Figura 9.9. Contaminantes como piedras o tierras se consideran contaminación física.

Prevenir la contaminación de los alimentos es crucial para asegurar la inocuidad de los productos hortofrutícolas. En este sector existen una serie de medidas preventivas que incluyen:

9.2.1. Buenas prácticas agrícolas (BPA)

Las buenas prácticas agrícolas son fundamentales para minimizar los riesgos de contaminación en la producción de productos hortofrutícolas:

- **Uso seguro de productos fitosanitarios:** como aplicar pesticidas de manera controlada y siguiendo las recomendaciones del fabricante o utilizar productos fitosanitarios autorizados y respetar los periodos de seguridad antes de la cosecha.

- **Manejo de fertilizantes:** aplicar fertilizantes de manera adecuada para evitar la contaminación del suelo y del agua, y controlar la cantidad aplicada evitando el uso excesivo de los mismos.

- **Rotación de cultivos y manejo integrado de plagas:** con la rotación de cultivos se reduce la acumulación de patógenos en el suelo. Otro punto importante es la implementación de técnicas de manejo integrado de plagas para minimizar el uso de pesticidas.

- **Gestión del agua de riego:** haciendo uso de agua de riego limpia y de calidad y evitando el uso de aguas contaminadas que puedan transmitir patógenos a los cultivos.

9.2.2. Higiene en la cosecha y procesamiento

Es fundamental mantener altos estándares de higiene durante la cosecha y el procesamiento de productos hortofrutícolas:

- **Limpieza y desinfección:** manteniendo limpias todas las herramientas, equipos y superficies que entran en contacto con los alimentos y utilizando desinfectantes adecuados para eliminar microorganismos y residuos.

- **Higiene personal:** formación a los trabajadores en prácticas adecuadas de higiene personal, incluyendo el lavado frecuente de manos y el uso de ropa protectora limpia.

- **Separación de flujo de trabajo:** evitaremos la contaminación cruzada separando las áreas de trabajo de productos crudos y procesado, y utilizando utensilios y equipos específicos para cada tipo de alimento.

9.2.3. Control de temperatura y almacenamiento

El control adecuado de la temperatura es crucial para prevenir la proliferación de microorganismos y la contaminación de los productos:

- **Refrigeración y congelación:** mantener los productos hortofrutícolas refrigerados o congelados según sea necesario para evitar el crecimiento de bacterias y la descomposición de los productos.

- **Transporte seguro:** el uso de vehículos refrigerados o con control de temperatura durante el transporte es imprescindible para mantener la cadena de frío y prevenir la contaminación.

- **Almacenamiento adecuado:** almacenar los productos en condiciones adecuadas de temperatura y humedad para mantener su calidad y seguridad durante más tiempo.

9.2.4. Trazabilidad y etiquetado

Implementar sistemas de trazabilidad y asegurar un etiquetado adecuado ayuda a identificar y gestionar rápidamente cualquier problema de seguridad alimentaria:

- **Registro de producción:** es importante tener registros detallados de todas las operaciones desde la siembra hasta la distribución para poder rastrear rápidamente el origen de cualquier contaminación.

- **Etiquetado correcto:** para obtener información precisa sobre el origen, la fecha de cosecha, el método de producción y las condiciones de almacenamiento de los productos.

- **Alertas y retiradas del mercado:** estableciendo procedimientos para comunicar rápidamente cualquier problema de seguridad alimentaria a las autoridades competentes y retirar del mercado productos contaminados o potencialmente peligrosos.

9.2.5. Inspección y controles

Realizar inspecciones y controles regulares es esencial para garantizar el cumplimiento de las normativas y detectar posibles problemas de contaminación:

- **Auditorías internas:** un punto importante es la realización auditorías internas periódicas para evaluar el cumplimiento de las buenas prácticas de manufactura (BPM) y otras normativas de seguridad alimentaria.

- **Inspecciones externas:** inspecciones regulares realizadas por las autoridades competentes para verificar el cumplimiento de las normativas y realizar recomendaciones de mejora si es necesario.

- **Pruebas de laboratorio:** la realización de pruebas microbiológicas y de residuos químicos de manera regular asegura la conformidad con los estándares de seguridad alimentaria.

ACTIVIDAD

Une cada definición con su correspondiente concepto.

DEFINICIONES	CONCEPTOS
Implementar sistemas para rastrear el origen y manejo de productos, y etiquetado preciso.	BUENAS PRÁCTICAS AGRÍCOLAS (BPA)
Realizar auditorías internas y externas, y pruebas de laboratorio para asegurar la seguridad alimentaria.	HIGIENE EN LA COSECHA Y PROCESAMIENTO
Mantener la refrigeración adecuada y almacenar los productos en condiciones óptimas.	CONTROL DE TEMPERATURA Y ALMACENAMIENTO
Aplicar fertilizantes adecuadamente, usar productos fitosanitarios controlados y rotar cultivos.	TRAZABILIDAD Y ETIQUETADO
Mantener limpias herramientas y equipos, y entrenar a los trabajadores en higiene personal.	INSPECCIÓN Y CONTROLES

9.3. Buenas prácticas de manipulación

Las buenas prácticas de manipulación (BPM) en el sector hortofrutícola, son fundamentales para mantener la calidad, seguridad e inocuidad de los productos hortofrutícolas en todas las etapas de la cadena de suministro. A continuación, vamos a ver con detalle las BPM recomendadas desde la selección de materias primas hasta el transporte y distribución de los productos:

- Selección y recepción de materias primas.
- Almacenamiento adecuado.
- Proceso de manipulación y preparación.
- Transporte y distribución.

9.3.1. Selección y recepción de materias primas

La selección y recepción adecuada de materias primas es el primer paso crítico para asegurar la calidad y seguridad de los productos hortofrutícolas. Este proceso implica una serie de medidas y controles destinados a evaluar y garantizar que las materias primas cumplan con los estándares de calidad, inocuidad y especificaciones requeridas.

- **Inspección de calidad:** la inspección de calidad es esencial para asegurar que las materias primas recibidas sean adecuadas para su posterior procesamiento y venta. Esto incluye:
  - **Evaluación visual:** se deben revisar visualmente los productos para identificar signos de deterioro, como manchas, magulladuras, decoloraciones o presencia de mohos.
  - **Control de tamaño y forma:** verificar que las frutas y verduras cumplan con los tamaños y formas especificados, lo cual es importante tanto para la apariencia como para el procesamiento uniforme.
  - **Firmeza y textura:** evaluar la firmeza y la textura de los productos para asegurar que no estén demasiado maduros o demasiado verdes, según los estándares específicos de cada tipo de producto.

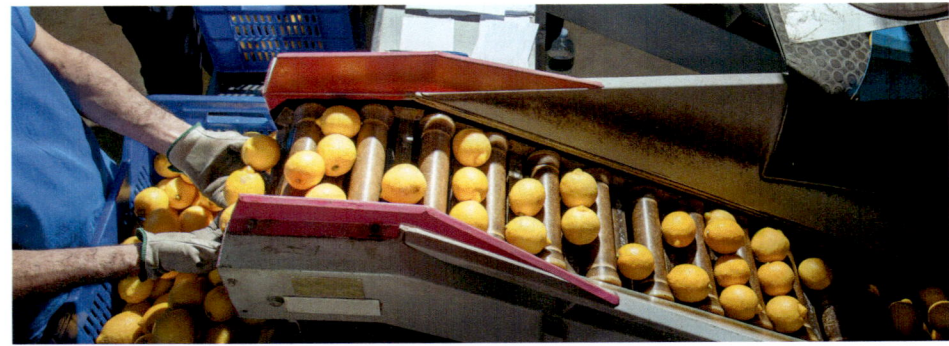

Figura 9.10. Maquinaria para la selección de frutas y verduras.

© Ediciones Paraninfo

- **Cumplimiento de especificaciones:** es vital que las materias primas recibidas cumplan con las especificaciones técnicas y comerciales acordadas previamente.

  - **Variedad específica:** asegurar que la variedad de la fruta o verdura es la correcta y adecuada para el propósito deseado, ya sea consumo fresco o procesamiento industrial.

  - **Grado de maduración:** verificar que los productos se encuentran en el grado de maduración adecuado para su uso previsto. Esto puede implicar pruebas de contenido de azúcar, acidez o firmeza.

  - **Ausencia de contaminantes:** confirmar que las materias primas están libres de contaminantes visibles y no visibles, tales como residuos de pesticidas, metales pesados y contaminantes microbiológicos.

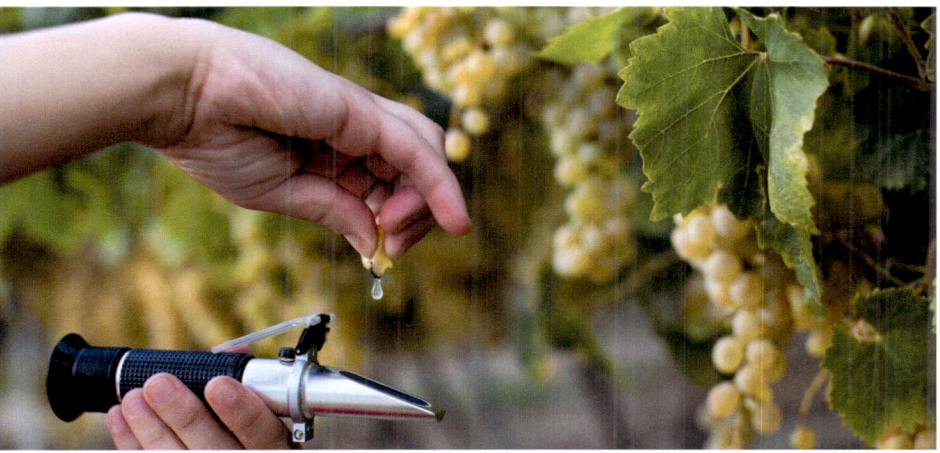

Figura 9.11. Refractómetro para medir el grado de maduración de las frutas.

- **Control de temperatura:** mantener las condiciones de temperatura adecuadas durante la recepción del producto es crucial para preservar la calidad y frescura de los productos hortofrutícolas.

  - **Recepción en cámaras refrigeradas:** siempre que sea posible, las materias primas deben ser recibidas y descargadas en cámaras refrigeradas o en áreas con temperatura controlada.

  - **Verificación de la cadena de frío:** se comprobará que los productos han sido transportados y entregados siguiendo la cadena de frío, mediante el uso de termógrafos o registradores de temperatura que documenten las condiciones durante el transporte.

  - **Rápida transferencia al almacenamiento:** se minimizará el tiempo que los productos pasan fuera de las condiciones controladas, transfiriéndolos rápidamente a las áreas de almacenamiento refrigeradas.

■ **Documentación y trazabilidad:** la documentación y trazabilidad del proceso son aspectos cruciales para la gestión de la calidad y seguridad de las materias primas:

— **Registro de recepción:** mantener registros detallados de cada lote de materias primas recibido, incluyendo información sobre el proveedor, fecha de recepción, cantidad y resultados de las inspecciones de calidad.

— **Etiquetado y codificación:** etiquetar adecuadamente los lotes con códigos únicos que permitan su seguimiento a lo largo de todo el proceso de producción y distribución.

— **Sistema de trazabilidad:** implementar un sistema de trazabilidad que permita rastrear cualquier lote de materia prima desde su origen hasta el producto final, facilitando la identificación y resolución de problemas en caso de incidencias.

■ **Coordinación con proveedores:** una buena relación y comunicación con los proveedores es fundamental para garantizar la calidad de las materias primas:

— **Evaluación de proveedores:** realizar auditorías y evaluaciones periódicas de los proveedores para asegurar que cumplen con los estándares de calidad y prácticas agrícolas adecuadas.

— **Especificaciones claras:** dar a los proveedores especificaciones claras y detalladas sobre los requisitos de calidad, variedad, grado de maduración y condiciones de entrega.

— *Feedback* **y mejora continua:** devolver un *feedback* regular a los proveedores sobre el rendimiento de las entregas y colaborar en iniciativas de mejora continua.

Con estas medidas se puede gestionar de manera eficiente y efectiva la selección y recepción de materias primas en el sector hortofrutícola, asegurando que solo los productos de la más alta calidad entren en el proceso de manipulación y distribución.

9.3.2. Almacenamiento adecuado

El almacenamiento adecuado es fundamental para mantener la calidad, frescura y seguridad de los productos hortofrutícolas. Un manejo correcto en esta etapa previene el deterioro y la contaminación de los productos, prolongando su vida útil y asegurando que lleguen en óptimas condiciones al consumidor final.

■ **Control de temperatura y humedad:** las condiciones de temperatura y humedad son cruciales para la conservación de productos hortofrutícolas.

— **Temperaturas óptimas:** cada tipo de fruta y verdura tiene una temperatura óptima de almacenamiento: por ejemplo, manzanas y peras suelen almacenarse a temperaturas cercanas a 0 °C y los plátanos se mantienen mejor entre 13-14 °C. Es importante conocer y mantener estas temperaturas específicas para evitar el deterioro de los productos.

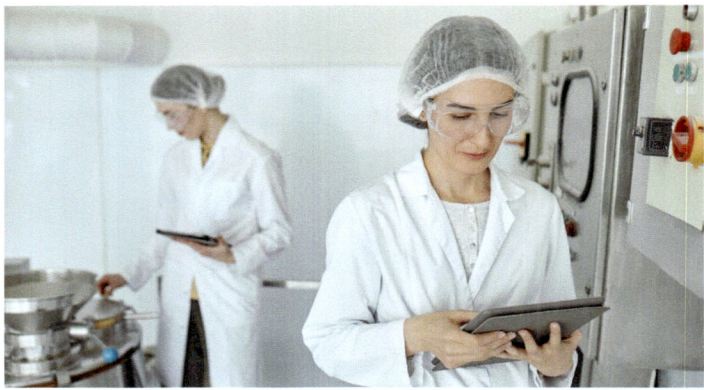

Figura 9.12. Es importante mantener la temperatura óptima de almacenamiento en frutas y verduras.

— **Humedad relativa:** la humedad relativa del aire en las áreas de almacenamiento también es crítica. La mayoría de los productos hortofrutícolas se conservan mejor a una humedad relativa alta (85-95 %) para prevenir la deshidratación. Sin embargo, productos como las cebollas y el ajo requieren una humedad más baja para evitar la germinación y el moho.

— **Monitoreo continuo:** utilizar sistemas de monitoreo continuo de temperatura y humedad para asegurar que se mantienen dentro de los rangos óptimos. Alarmas automáticas pueden ayudar a detectar y corregir rápidamente cualquier desviación.

■ **Separación de productos:** la correcta separación de productos durante el almacenamiento previene la contaminación cruzada y preserva la calidad.

— **Etileno y maduración:** algunas frutas, como las manzanas y los plátanos, emiten etileno, un gas que acelera la maduración. Estos productos deben almacenarse separados de aquellos que son sensibles al etileno, como las lechugas y los pepinos, para evitar su maduración prematura.

— **Compatibilidad de productos:** agrupar productos con requisitos de temperatura y humedad similares. Por ejemplo, los productos de almacenamiento en frío como las manzanas, peras y zanahorias pueden almacenarse juntos, pero deben estar separados de los que requieren temperaturas más cálidas.

— **Segregación de lotes:** mantener los lotes recibidos en fechas diferentes segregados para facilitar la rotación de inventarios y asegurar el uso del sistema FIFO (*First In, First Out*).

■ **Rotación de *stock*:** implementar un sistema eficiente de rotación de *stock* es esencial para minimizar el desperdicio y asegurar la frescura de los productos.

— **FIFO (*First In, First Out*):** asegurar que los productos más antiguos se utilicen primero. Esto se logra etiquetando claramente los lotes con fechas de recepción y posicionando los lotes más antiguos en las zonas delanteras de los almacenes para acceder a ellos con más facilidad.

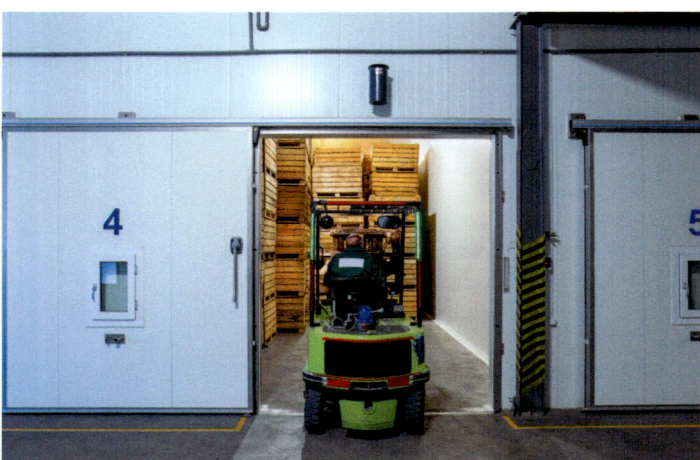

Figura 9.13. La rotación de *stock* minimiza pérdidas de producto.

— **Inspecciones regulares:** la realización de inspecciones visuales regulares ayuda a identificar y retirar productos que muestran signos de deterioro. Esto ayuda a prevenir la propagación de enfermedades y la contaminación de otros productos.

— **Reabastecimiento eficiente:** asegurando que los nuevos productos se coloquen detrás o debajo de los productos existentes para mantener la efectividad del sistema FIFO.

■ **Control de plagas:** las plagas pueden causar graves daños a los productos hortofrutícolas almacenados y comprometer su seguridad e inocuidad.

— **Prevención y control:** implementar un plan de control de plagas que incluya monitoreo regular, trampas y medidas preventivas para evitar la infestación. Inspeccionar frecuentemente las áreas de almacenamiento y los productos en busca de signos de plagas.

— **Limpieza y saneamiento:** mantener las áreas de almacenamiento limpias y libres de residuos de alimentos que puedan atraer plagas. Realizar limpiezas profundas periódicas y desinfección de las instalaciones.

— **Control físico y químico:** utilizar barreras físicas como mallas y sellados adecuados en puertas y ventanas para impedir la entrada de plagas. En casos necesarios, emplear métodos de control químico de manera segura y conforme a las regulaciones.

■ **Documentación y registros:** la documentación detallada y los registros son esenciales para un manejo eficiente del almacenamiento:

— **Registros de almacenamiento:** mantener registros detallados de las condiciones de almacenamiento (temperatura, humedad), entradas y salidas de productos, y cualquier incidencia ocurrida.

— **Sistemas de gestión:** utilizar sistemas de gestión de inventarios que permitan el seguimiento en tiempo real del estado y la ubicación de los productos almacenados.

— **Auditorías internas:** realizar auditorías internas periódicas para asegurar que las prácticas de almacenamiento se están siguiendo correctamente y detectar áreas de mejora.

La implantación de estas prácticas de almacenamiento adecuado garantiza que los productos hortofrutícolas mantengan su calidad y frescura desde el momento de su recepción hasta su distribución final, asegurando así la satisfacción del cliente y la minimización de pérdidas.

9.3.3. Proceso de manipulación y preparación

El proceso de manipulación y preparación de productos hortofrutícolas es una etapa crítica que influye directamente en la calidad, seguridad y apariencia del producto final. Este proceso abarca desde la recepción de los productos hasta su envasado y empaquetado finales en su caso, e incluye una serie de prácticas y procedimientos destinados a minimizar la contaminación y mantener las características organolépticas de los productos.

■ **Lavado y desinfección:** el lavado y desinfección son pasos esenciales para eliminar suciedad, residuos de pesticidas y microorganismos patógenos de los productos:

— **Lavado inicial:** los productos deben ser lavados con agua potable para remover la tierra, polvo y otros contaminantes superficiales. Este lavado puede realizarse mediante sistemas de aspersión, inmersión o en cintas transportadoras con cepillos.

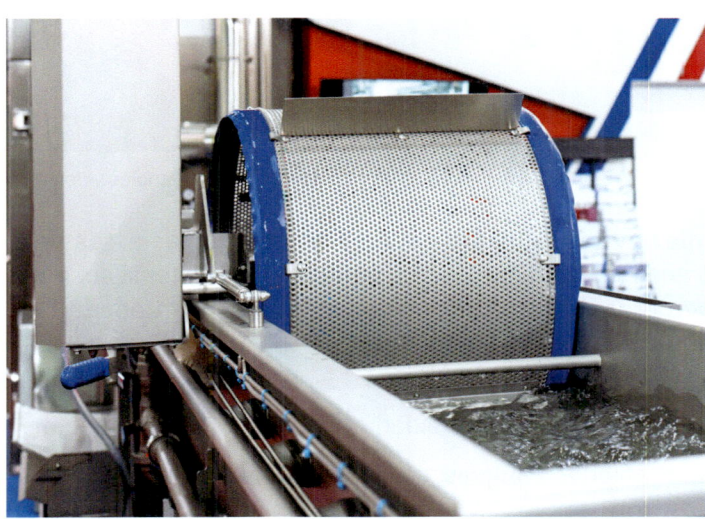

Figura 9.14. Maquinaria para el lavado inicial de frutas y verduras.

— **Desinfección:** para asegurar la eliminación de patógenos, es recomendable utilizar soluciones desinfectantes aprobadas, como el hipoclorito de sodio (lejía) en concentraciones seguras. Es crucial seguir las instrucciones del fabricante para garantizar la efectividad del desinfectante y evitar residuos nocivos.

— **Enjuague final:** después de la desinfección, los productos deben ser enjuagados nuevamente con agua potable para remover cualquier residuo de desinfectante.

■ **Higiene personal y del entorno:** mantener altos estándares de higiene personal y del entorno es fundamental para prevenir la contaminación durante la manipulación:

— **Formación del personal:** los trabajadores deben recibir una formación continua sobre prácticas higiénicas, incluyendo el lavado de manos frecuente, uso de guantes y la correcta utilización de equipos de protección personal, como gorros, delantales o mascarillas.

— **Protocolos de higiene:** establecer y mantener protocolos estrictos de higiene, que incluyan lavarse las manos antes y después de manipular productos, después de usar el baño y tras cualquier pausa o interrupción en el trabajo.

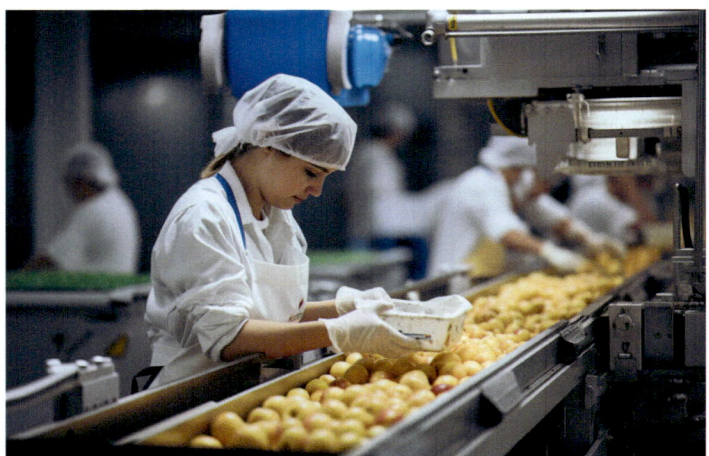

Figura 9.15. Las áreas de trabajo deben estar limpias y desinfectadas.

— **Limpieza y saneamiento del área de trabajo:** las áreas de trabajo deben ser limpiadas y desinfectadas regularmente para evitar la acumulación de suciedad y microorganismos. Esto incluye mesas, cintas transportadoras, utensilios y equipos.

■ **Corte y pelado:** el corte y pelado son procesos que deben realizarse con precisión y cuidado para preservar la calidad y seguridad de los productos:

— **Equipos afilados y limpios:** utilizar cuchillos y equipos de corte bien afilados para realizar cortes precisos y limpios, minimizando el daño a las células de los productos y la liberación de jugos que pueden favorecer el crecimiento microbiano.

— **Prevención de contaminación cruzada:** es esencial evitar la contaminación cruzada entre productos crudos y procesados. Esto puede lograrse mediante la segregación de áreas de trabajo y el uso de utensilios dedicados para cada tipo de producto.

— **Retiro de partes no comestibles:** durante el pelado y corte, se deben retirar todas las partes no comestibles o dañadas, asegurando que solo las partes frescas y saludables del producto lleguen al siguiente paso del proceso.

■ **Envasado seguro:** el envasado adecuado es clave para proteger los productos hortofrutícolas durante el almacenamiento y transporte:

— **Selección de materiales:** utilizar materiales de empaque que sean seguros para el contacto con alimentos, resistentes y capaces de proteger los productos de daños físicos y contaminación. Los materiales más comunes incluyen bolsas de polietileno, cajas de cartón corrugado y bandejas de plástico.

— **Diseño de envases:** el diseño del envases debe permitir una adecuada ventilación y protección contra la humedad, así como facilitar la manipulación y el transporte. Los envases deben ser fáciles de cerrar y abrir sin comprometer la integridad del producto.

— **Etiquetado:** incluir etiquetas claras y precisas con información relevante como el nombre del producto, variedad, peso neto, fecha de envasado y fecha de caducidad. También es importante incluir instrucciones de almacenamiento y manejo para el consumidor final.

■ **Control de calidad:** implementar un riguroso control de calidad durante todo el proceso de manipulación y preparación es esencial para asegurar la consistencia y seguridad de los productos.

— **Inspecciones en puntos críticos:** realizar inspecciones en diferentes puntos del proceso para verificar que los productos cumplen con los estándares de calidad y seguridad. Esto incluye revisiones visuales, mediciones de temperatura y pruebas microbiológicas cuando sea necesario.

— **Corrección de desviaciones:** establecer procedimientos para corregir rápidamente cualquier desviación de los estándares de calidad, como el rechazo de lotes contaminados o la retracción de productos que no cumplen con las especificaciones.

— **Documentación y trazabilidad:** mantener registros detallados de todas las actividades de manipulación y preparación, incluidos los resultados de las inspecciones de calidad, para asegurar la trazabilidad y facilitar la identificación de problemas en caso de incidencias.

Con estas prácticas detalladas, el proceso de manipulación y preparación de productos hortofrutícolas puede realizarse de manera eficiente, garantizando la entrega de productos de alta calidad y seguros para el consumo.

9.3.4. Transporte y distribución

El transporte y distribución de productos hortofrutícolas es una etapa crítica que puede afectar significativamente la calidad y frescura de los productos. Las prácticas adecuadas en esta fase aseguran que los productos lleguen en condiciones óptimas al consumidor final, minimizando pérdidas y garantizando la seguridad alimentaria.

■ **Condiciones de transporte:** las condiciones de transporte son fundamentales para mantener la calidad de los productos hortofrutícolas durante su traslado:

— **Vehículos refrigerados:** utilizar vehículos equipados con sistemas de refrigeración para mantener la cadena de frío. Esto es especialmente importante para productos que requieren temperaturas específicas para evitar el deterioro y la pérdida de calidad.

— **Control de temperatura:** monitorear constantemente la temperatura dentro del vehículo mediante registradores de temperatura. Esto ayuda a asegurar que los productos se mantengan dentro de sus rangos óptimos de temperatura durante todo el trayecto.

— **Carga y descarga rápida:** realizar la carga y descarga de los productos de manera rápida y eficiente para minimizar el tiempo fuera de condiciones controladas. Evitar la exposición prolongada a condiciones adversas como calor extremo o luz solar directa.

■ **Envasado y etiquetado:** el envasado adecuado y el etiquetado correcto son esenciales para proteger los productos durante el transporte y facilitar su manejo:

— **Materiales de envasado:** seleccionar materiales de envasado que sean robustos, seguros para el contacto con alimentos y capaces de proteger los productos de daños físicos, humedad y contaminación. Los ejemplos incluyen cajas de cartón corrugado, bandejas de plástico y bolsas de polietileno.

— **Diseño del envase:** asegurar que el diseño del envase permite una ventilación adecuada y protege los productos de la compresión y daños durante el transporte. Los envases deben ser fáciles de manipular y apilar.

— **Etiquetado informativo:** incluir etiquetas claras y detalladas que proporcionen información sobre el contenido, origen, fecha de envasado, condiciones de almacenamiento y uso. Esto facilita la identificación y el uso adecuados de los productos durante toda la cadena de suministro.

■ **Uso correcto:** el uso adecuado de los productos hortofrutícolas durante el transporte y distribución es crucial para evitar daños y mantener la calidad.

— **Capacitación del personal:** asegurar que los conductores y el personal de carga estén capacitados en el uso adecuado de productos perecederos. Esto incluye la comprensión de la importancia de la cadena de frío y las técnicas adecuadas de carga y descarga.

— **Evitar golpes y daños:** manipular los productos con cuidado para evitar golpes, caídas y presión excesiva que puedan causar magulladuras o daños. Utilizar técnicas que minimicen el riesgo de daños físicos.

— **Respuesta en caso de emergencia:** estar preparados para solucionar emergencias durante el transporte, como fallos en el sistema de refrigeración o retrasos imprevistos. Esto puede incluir el uso de generadores de respaldo y planes de contingencia para mantener la integridad de los productos.

- **Logística y planificación:** una logística y planificación eficientes son esenciales para asegurar una distribución oportuna y efectiva de los productos hortofrutícolas.

  — **Optimización de rutas:** planificar rutas de transporte que minimicen el tiempo de viaje y maximicen la eficiencia. Considerar factores como el tráfico, la distancia y las condiciones de la carretera para reducir el tiempo de tránsito.

  — **Sincronización de entregas:** coordinar las entregas con los clientes para asegurar que estén listos para recibir los productos inmediatamente, reduciendo el tiempo que los productos pasan fuera de condiciones controladas.

  — **Frecuencia de distribución:** ajustar la frecuencia de distribución para equilibrar la demanda y minimizar el almacenamiento excesivo en los puntos de venta. Entregas más frecuentes pueden ayudar a mantener los productos frescos y reducir pérdidas.

- **Cumplimiento de normativas:** el cumplimiento de las normativas y regulaciones es vital para asegurar la seguridad alimentaria y evitar sanciones:

  — **Regulaciones de transporte:** cumplir con todas las regulaciones locales, nacionales e internacionales relacionadas con el transporte de productos perecederos. Esto incluye requisitos de temperatura, higiene y documentación.

  — **Documentación adecuada:** mantener registros precisos y completos de todas las actividades de transporte, incluyendo la cadena de frío, inspecciones y cualquier incidencia ocurrida. Esto facilita la trazabilidad y la resolución de problemas en caso de reclamaciones o inspecciones.

  — **Auditorías y verificaciones:** realizar auditorías periódicas de los procesos de transporte y distribución para asegurar el cumplimiento de los estándares de calidad y normativas vigentes. Implementar mejoras continuas basadas en los resultados de estas auditorías.

Aplicar estas prácticas detalladas en el transporte y distribución de productos hortofrutícolas garantiza que los productos lleguen en óptimas condiciones a su destino final, manteniendo su calidad y frescura, y asegurando la satisfacción del cliente.

ACTIVIDAD

Señala en el siguiente cuadro si las afirmaciones que ahí aparecen son verdaderas o falsas.

AFIRMACIONES	VERDADERO	FALSO
1. La evaluación visual de las materias primas no es necesaria para asegurar su calidad.		
2. La firmeza y textura de los productos deben ser evaluadas para asegurar que no estén demasiado maduros o verdes.		
3. Es innecesario verificar la cadena de frío durante la recepción del producto.		
4. Las manzanas y los plátanos deben almacenarse juntos debido a sus similares necesidades de temperatura.		
5. Las inspecciones visuales regulares durante el almacenamiento ayudan a identificar y retirar productos deteriorados.		
6. Las cebollas requieren una alta humedad relativa para evitar la germinación y el moho.		
7. El lavado de productos con agua potable es suficiente sin necesidad de desinfección posterior.		
8. Utilizar cuchillos afilados y limpios es crucial para realizar cortes precisos y limpios en los productos.		
9. Los trabajadores deben recibir formación continua sobre prácticas higiénicas.		
10. Es importante que los productos hortofrutícolas sean transportados en vehículos refrigerados para mantener la cadena de frío.		
11. Las etiquetas en los productos durante el transporte deben incluir información relevante como fecha de envasado y condiciones de almacenamiento.		
12. Las entregas deben sincronizarse con los clientes para reducir el tiempo fuera de condiciones controladas.		
13. La documentación y trazabilidad no son necesarias si se mantienen buenos controles de calidad.		
14. La rotación de cultivos no afecta la calidad de los productos hortofrutícolas.		
15. El uso de materiales de empaque robustos y seguros es esencial para proteger los productos durante el transporte.		

9.4. Controles de calidad y seguridad alimentaria

La puesta en marcha de un sistema de control de calidad y seguridad alimentaria es fundamental para garantizar que los productos hortofrutícolas sean seguros para el consumo y mantengan su calidad desde la producción hasta la llegada al consumidor final.

El sistema APPCC (Análisis de Peligros y Puntos de Control Críticos) es una herramienta sistemática y preventiva para garantizar la seguridad alimentaria a lo largo de toda la cadena de suministro de alimentos, cuyo objetivo principal es prevenir la contaminación de los productos y garantizar su inocuidad, reduciendo el riesgo de enfermedades transmitidas por los mismos. Su aplicación permite identificar, evaluar y controlar los peligros significativos para la seguridad de los alimentos.

El sistema APPCC se basa en siete principios:

1. Realizar un análisis de peligros: identificar los peligros potenciales (biológicos, químicos y físicos) que podrían afectar la seguridad de los alimentos y determinar las medidas preventivas para controlarlos.

2. Determinar los puntos críticos de control (PCC): identificar en qué etapas del proceso productivo se pueden aplicar controles para prevenir, eliminar o reducir los peligros a niveles aceptables.

3. Establecer límites críticos: definir criterios específicos que deben cumplirse para cada punto crítico de control, tales como temperatura, tiempo, nivel de humedad, etc., que separan lo seguro de lo inseguro.

4. Establecer un sistema de control de los PCC: implementar procedimientos para vigilar regularmente los puntos críticos de control y asegurarse de que se mantengan dentro de los límites críticos establecidos.

5. Establecer acciones correctivas: definir las medidas que se deben tomar cuando el monitoreo indica que un PCC no está controlado adecuadamente, asegurando que se restablezca el control y se gestione adecuadamente el producto afectado.

6. Establecer procedimientos de verificación: aplicar métodos, procedimientos y pruebas adicionales, además del monitoreo regular, para confirmar que el sistema APPCC funciona efectivamente y se mantiene bajo control.

7. Establecer un sistema de documentación y registros: mantener documentación y registros precisos que incluyan todos los procedimientos y resultados del sistema APPCC, para demostrar su eficacia y facilitar la auditoría y revisión.

Veremos estos siete principios de manera ampliada y concreta en el siguiente unidad de este manual titulada: **APPCC**.

Siendo el APPCC el sistema de autocontrol más conocido, como se explica de manera más amplia en la Unidad 10 de este manual, existen otros tipos de sistemas de autocontrol:

- Sistemas basados en APPCC.

- Guías de prácticas correctas de higiene (GPCH).

- Requisitos de higiene alimentaria.

- Sistemas de gestión de la calidad.

- Normas específicas de seguridad alimentaria.

9.5. Limpieza y desinfección

La limpieza y la desinfección son procesos fundamentales en el sector hortofrutícola para garantizar la seguridad alimentaria y la calidad de los productos que llegan al consumidor. En este ámbito, la correcta implementación de prácticas de higiene no solo previene la contaminación microbiológica, sino que también contribuye a la prolongación de la vida útil de los productos y a la preservación de sus características organolépticas.

El proceso de limpieza consiste en la eliminación de residuos visibles y suciedad de las superficies y equipos utilizados en la producción y manejo de frutas y hortalizas. La desinfección, por su parte, se enfoca en la reducción de los microorganismos patógenos a niveles seguros mediante el uso de agentes químicos o métodos físicos, garantizando así que los productos sean aptos para el consumo.

Existen diferentes productos químicos disponibles para la limpieza y desinfección, cada uno con propiedades específicas que los hacen adecuados para distintas aplicaciones. Los detergentes se utilizan para eliminar residuos orgánicos e inorgánicos, mientras que los desinfectantes están diseñados para reducir la carga microbiana. Entre los desinfectantes más comunes se incluyen el cloro, el peróxido de hidrógeno, los compuestos de amonio cuaternario y el ácido peracético.

Al igual que en el apartado anterior, vamos a abordar este punto de manera más profunda en Unidad 11 de este manual titulada: **Plan de limpieza y desinfección**.

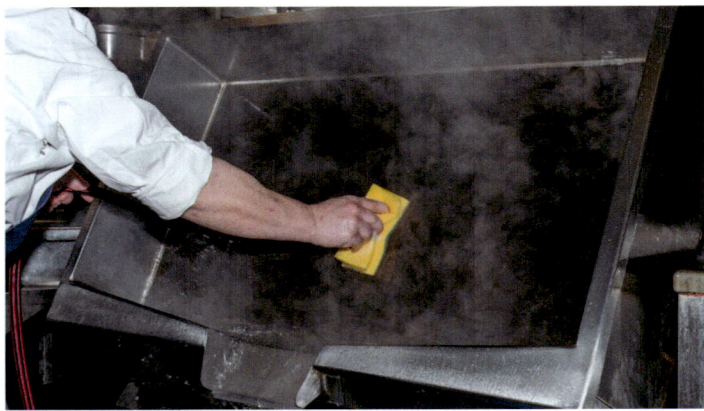

Figura 9.16. La limpieza y la desinfección son esenciales en la industria hortofrutícola.

9.6. Equipos y utensilios

Los equipos y utensilios utilizados en el sector de manipulado de productos hortofrutícolas son esenciales para asegurar la eficiencia de las operaciones y mantener la calidad e inocuidad de los alimentos.

En el sector hortofrutícola, se emplea una variedad de equipos especializados para la manipulación, procesamiento y almacenamiento de productos. Estos equipos deben cumplir con estándares de higiene y eficiencia para garantizar la calidad del producto final.

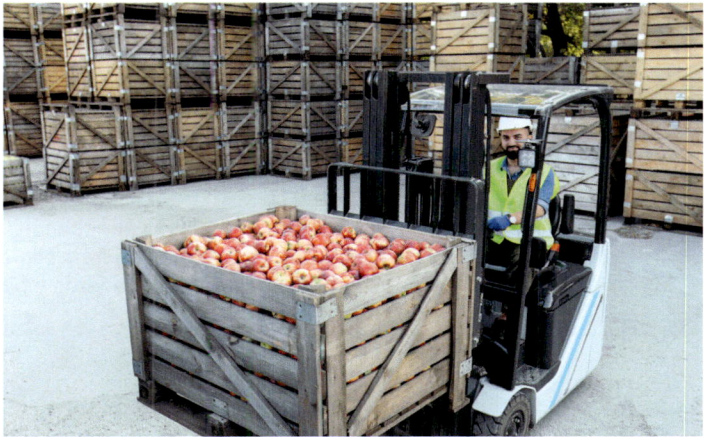

Figura 9.17. El sector hortofrutícola emplea maquinaria especializada.

EQUIPOS DE RECEPCIÓN Y CLASIFICACIÓN	Cintas transportadoras	Utilizadas para mover los productos desde la recepción hasta las diferentes áreas de procesamiento. Deben ser fáciles de limpiar y desinfectar.
	Mesas de selección	Superficies donde los trabajadores pueden inspeccionar y clasificar los productos según su calidad y tamaño. Deben ser de materiales no porosos y fáciles de limpiar.
	Equipos de pesaje y clasificación automática	Sistemas automatizados que clasifican los productos por peso, tamaño y calidad. Aumentan la eficiencia y reducen el contacto manual con los productos.
EQUIPOS DE LAVADO Y DESINFECCIÓN	Lavadoras de alta presión	Utilizadas para el lavado inicial de los productos, removiendo suciedad y residuos. Deben ser capaces de ajustarse para diferentes tipos de productos.
	Sistemas de inmersión y aspersión	Utilizados para la desinfección de productos mediante soluciones desinfectantes. Deben permitir un contacto uniforme y completo con los desinfectantes.
	Secadores	Equipos que eliminan el exceso de agua de los productos después del lavado y desinfección, mediante el uso de aire forzado o rodillos absorbentes.

EQUIPOS DE CORTE Y PREPARACIÓN	Cortadoras y peladoras	Máquinas que automatizan el proceso de corte y pelado, reduciendo el tiempo y mejorando la uniformidad. Deben ser ajustables para diferentes tamaños y tipos de productos.
	Picadoras y trituradoras	Utilizadas para procesar productos en piezas más pequeñas o para la preparación de mezclas y ensaladas. Deben estar equipadas con sistemas de seguridad para evitar accidentes.
EQUIPOS DE ALMACENAMIENTO Y CONSERVACIÓN	Refrigeradores y congeladores	Equipos esenciales para mantener los productos a temperaturas adecuadas, preservando su frescura y evitando el crecimiento de microorganismos.
	Almacenes de atmósfera controlada	Instalaciones que permiten controlar la temperatura, humedad y composición de gases en el ambiente, extendiendo la vida útil de los productos.
	Estantes y palés	Utilizados para organizar y almacenar los productos de manera segura y eficiente. Deben ser de materiales duraderos y fáciles de limpiar.

La elección de los materiales adecuados para los utensilios utilizados en la manipulación de productos hortofrutícolas es fundamental para garantizar la seguridad alimentaria y la durabilidad de los equipos.

Se elegirán, de manera prioritaria, materiales con las siguientes características:

- **Materiales no reactivos:**

  — **Acero inoxidable:** resistente a la corrosión, duradero y fácil de limpieza. Es adecuado para superficies en contacto con alimentos, cuchillos, mesas de trabajo y equipos de procesamiento.

  — **Plásticos de grado alimentario:** utilizados en recipientes, bandejas y utensilios de manipulación. Estos plásticos deben ser no porosos, resistentes a la abrasión y capaces de soportar temperaturas extremas sin liberar sustancias nocivas.

- **Propiedades antimicrobianas:**

  — **Superficies antimicrobianas:** materiales tratados con agentes antimicrobianos que inhiben el crecimiento de microorganismos en la superficie. Estos materiales son especialmente útiles en áreas donde la higiene es crítica.

  — **Fáciles de desinfectar:** los materiales deben ser capaces de soportar la limpieza y desinfección frecuentes sin degradarse ni acumular residuos que puedan albergar patógenos.

- **Durabilidad y resistencia:**

  — **Resistencia a la abrasión y corrosión:** los utensilios y equipos deben ser capaces de resistir el desgaste causado por el uso constante y los agentes de limpieza. La resistencia a la corrosión es especialmente importante en entornos húmedos y expuestos a productos químicos.

  — **Materiales robustos:** los utensilios deben ser lo suficientemente robustos para soportar el manejo y procesamiento de productos sin deformarse ni romperse. Esto incluye cuchillos, pinzas, espátulas y recipientes de almacenamiento.

- **Cumplimiento de normativas:**

  — **Aprobados por las autoridades sanitarias:** las empresas deben asegurarse de que todos los materiales utilizados en utensilios y equipos están aprobados por las autoridades sanitarias pertinentes.

  — **Certificaciones de calidad:** utilizar materiales que cuenten con certificaciones de calidad y seguridad alimentaria, como ISO 22000, para garantizar que cumplen con los estándares internacionales.

9.7. Higiene personal de los manipuladores

La higiene personal de los trabajadores en el sector hortofrutícola y en general en toda la industria alimentaria es fundamental para prevenir la contaminación de los productos y garantizar la seguridad alimentaria.

La higiene personal es crucial debido al contacto directo que los trabajadores tienen con los productos alimentarios. La falta de higiene puede introducir contaminantes biológicos, químicos y físicos en los alimentos, lo que puede resultar en enfermedades transmitidas por alimentos y pérdidas económicas significativas.

Ejemplos de contaminaciones causadas por una mala higiene personal serían:

- **Biológica:** las manos sucias, el cabello y la ropa pueden ser fuentes de bacterias, virus y otros patógenos que contaminan los alimentos.

- **Química:** los residuos de productos de higiene personal, como cremas o desinfectantes no adecuados, pueden contaminar los alimentos.

- **Física:** objetos extraños, como cabello, uñas y joyas, pueden caer en los productos, afectando su calidad y seguridad.

Implementar prácticas de higiene personal rigurosas es esencial para minimizar los riesgos de contaminación en el sector hortofrutícola. Estas prácticas deben ser seguidas por todos los trabajadores, desde la recepción de materias primas hasta el embalaje y distribución de productos.

■ **Lavado de manos:** los trabajadores deben lavarse las manos antes de comenzar a trabajar, después de cada descanso, después de usar el baño y cada vez que se ensucien las manos. Para ello, se utilizará agua tibia y jabón. El secado se hará con toallas de papel desechables o secadores de aire.

■ **Uso de ropa y equipo de protección:** los trabajadores deben usar uniformes limpios y adecuados que cubran la mayor parte del cuerpo, evitando la contaminación de los productos con ropa de calle. Como ya hemos comentado en este manual, el uso de guantes no es obligatorio y su uso no exime al trabajador del lavado continuo de manos. Por otro lado, las mascarillas sin ser obligatorias, como ya hemos dicho, sí son recomendables. El pelo deberá ir siempre limpio, recogido y cubierto.

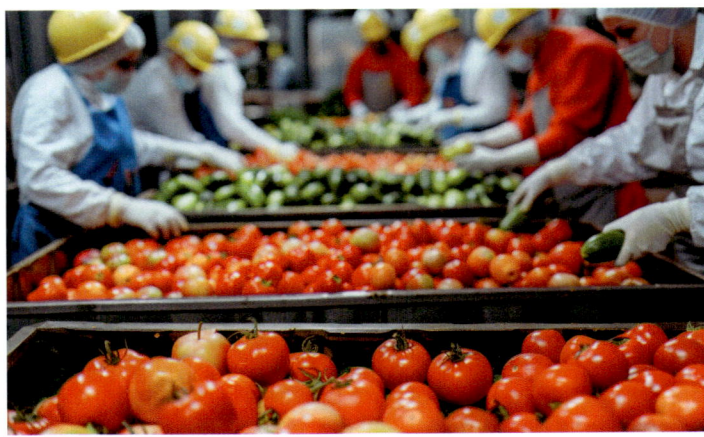

Figura 9.18. También en el sector hortofrutícola la ropa de trabajo debe estar limpia y ser de uso exclusivo.

■ **Higiene personal continua:** al igual que en el resto de la industria alimentaria, en el sector hortofrutícola se deben mantener las uñas cortas y limpias para evitar la acumulación de suciedad y bacterias, evitar el uso de joyas, relojes y otros accesorios que puedan caer en los productos o acumular suciedad, y mantener el cabello y la barba recogidos y cubiertos adecuadamente para prevenir la contaminación.

Es esencial la formación continua y adecuada del personal en prácticas de higiene personal para mantener altos estándares de seguridad alimentaria en el sector hortofrutícola. Para ello, se llevará a cabo el plan de formación de trabajadores dentro del APPCC del que hablaremos más adelante en este manual.

9.8. Gestión de residuos

La gestión adecuada de los residuos generados en el sector hortofrutícola es esencial para mantener la higiene y seguridad alimentaria, así como para minimizar el impacto ambiental.

La correcta clasificación de los residuos es el primer paso para una gestión efectiva y segura. En el sector hortofrutícola, los residuos pueden ser variados y requieren métodos específicos de manejo y eliminación.

■ **Residuos orgánicos:** incluyen restos de productos hortofrutícolas como cáscaras, hojas, tallos y productos deteriorados. Estos residuos deben ser separados y gestionados de manera que se minimice la contaminación y se facilite su reciclaje o compostaje. Los residuos orgánicos pueden ser convertidos en compost o utilizados para la producción de biogás, contribuyendo a prácticas sostenibles y reducción de desechos.

■ **Residuos inorgánicos:** se trata de plásticos, metales, vidrios y otros materiales no biodegradables utilizados en el embalaje y procesamiento de los productos hortofrutícolas. Deben ser segregados y reciclados siempre que sea posible. La correcta separación y almacenamiento son cruciales para evitar la contaminación cruzada y facilitar el reciclaje. Siendo esencial la colaboración con empresas de reciclaje para asegurar que los materiales inorgánicos sean procesados de manera adecuada.

■ **Residuos peligrosos:** en este caso serían los productos químicos utilizados para la limpieza y desinfección, así como residuos de pesticidas y fertilizantes. Estos residuos requieren un manejo especial debido a su potencial de causar daño a la salud y al medio ambiente debiendo ser almacenados en contenedores adecuados y etiquetados claramente La eliminación debe cumplir con las normativas locales e internacionales, utilizando servicios especializados para la disposición segura.

La eliminación segura de los residuos generados en el sector hortofrutícola es crucial para mantener un entorno de trabajo limpio y seguro, y para proteger el medio ambiente. Podemos resumir los métodos de eliminación en los siguientes:

■ **Compostaje:** los residuos orgánicos son descompuestos de manera controlada para producir compost, que puede ser utilizado como abono natural. El compostaje reduce la cantidad de residuos enviados a los vertederos y proporciona un producto útil para la agricultura.

■ **Reciclaje:** los residuos inorgánicos, como plásticos, metales y vidrios, son recolectados, clasificados y procesados para ser reutilizados en la producción de nuevos productos.

Figura 9.19. Círculo de Möbius, símbolo internacional del reciclaje.

■ **Eliminación de residuos peligrosos:** los residuos peligrosos deben ser manejados por empresas especializadas que sigan procedimientos estrictos para su recolección, transporte y eliminación segura.

■ **Vertederos controlados:** para residuos que no pueden ser reciclados ni compostados, los vertederos controlados ofrecen una solución segura. Estos vertederos están diseñados para minimizar la contaminación del suelo y el agua.

Como en los puntos anteriores, ampliaremos el tema de la gestión de residuos en la siguiente unidad de este manual.

9.9. Control de plagas

El control de plagas en el sector hortofrutícola es esencial para garantizar la calidad y seguridad de los productos. Las plagas pueden causar daños significativos no solo a los cultivos, sino también a la infraestructura de almacenamiento y procesamiento.

Conocer las plagas más comunes en el sector hortofrutícola es el primer paso para implementar un control eficaz. Las plagas pueden variar según la región y el tipo de cultivo, pero algunas de las más comunes incluyen:

■ **Insectos:**

— **Mosca de la fruta (*Ceratitis capitata*):** ataca una variedad de frutas, causando daños que pueden llevar a la pérdida total del producto.

— **Pulgones (*Aphidoidea*):** succionan la savia de las plantas, debilitándolas y transmitiendo enfermedades virales.

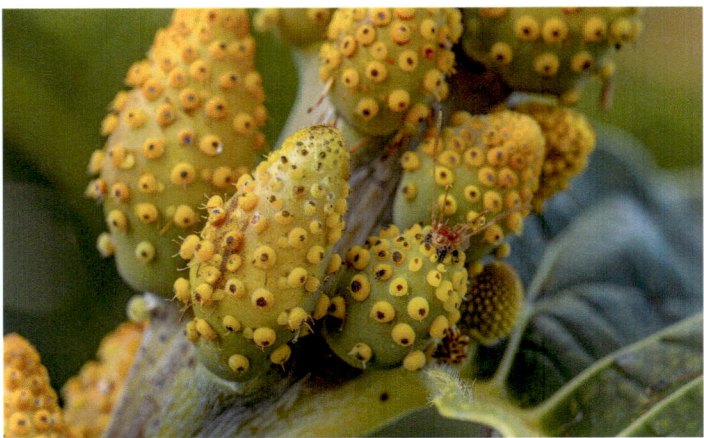

Figura 9.20. Pulgón en frutas.

— **Trips (*Thysanoptera*):** daños a hojas y frutos, dejando cicatrices y deformidades en los productos.

- **Ácaros:**

  — **Araña roja (*Tetranychus urticae*):** se alimenta de la savia de las hojas, causando decoloración y caída prematura.

  — **Ácaro del brote (*Aceria anthocoptes*):** daña los brotes nuevos, impidiendo el crecimiento adecuado de las plantas.

- **Nematodos:**

  — **Nematodos de los nódulos (*Meloidogyne* spp.):** causan la formación de nódulos en las raíces, afectando la absorción de nutrientes y agua.

- **Roedores:**

  — **Ratas y ratones:** pueden contaminar los productos almacenados con sus excrementos y orina, además de causar daños físicos a los alimentos y a las instalaciones.

- **Aves:**

  — **Estorninos y gorriones:** se alimentan de frutas y granos, causando pérdidas significativas en los cultivos y en el almacenamiento.

Las medidas preventivas y de control para evitar las plagas son fundamentales para minimizar la presencia de plagas y proteger los productos hortofrutícolas.

Estas medidas pueden ser de naturaleza cultural, física, biológica y química.

- **Medidas preventivas:**

  — **Buenas prácticas agrícolas:** rotación de cultivos, selección de variedades resistentes y manejo adecuado del suelo para prevenir la proliferación de plagas.

  — **Sanidad de las plantas:** mantener las plantas sanas y vigorosas mediante la fertilización y el riego adecuados, ya que las plantas fuertes son menos susceptibles a las plagas.

  — **Control continuo y regular:** inspeccionar regularmente los cultivos y las instalaciones de almacenamiento para detectar signos tempranos de infestación. Utilizar trampas y métodos de monitoreo específicos para cada plaga.

  — **Limpieza y saneamiento:** mantener las áreas de trabajo y almacenamiento limpias y libres de restos de plantas y otros desechos que puedan atraer plagas.

- **Métodos de control:**

  — **Control cultural:** practicar la rotación de cultivos, eliminar las plantas infestadas y utilizar barreras físicas como mallas y trampas.

  — **Control biológico:** introducir depredadores naturales o parásitos que ayuden a controlar las poblaciones de plagas. Por ejemplo, utilizar mariquitas para controlar pulgones o nematodos beneficiosos para combatir nematodos dañinos.

— **Control químico:** aplicar pesticidas de manera responsable y conforme a las regulaciones. Es muy importante seleccionar productos específicos para cada plaga y seguir las dosis recomendadas para minimizar el impacto ambiental y la resistencia de las plagas.

— **Control físico:** utilizar métodos como trampas de luz, cintas adhesivas y barreras físicas para reducir la población de plagas en los cultivos y áreas de almacenamiento.

En el caso de que, aun habiendo aplicado todas la medidas preventivas mencionadas, además de los diferentes métodos de control, nos encontrásemos con que tenemos una plaga, deberemos tener un plan de acción claro y bien estructurado para responder rápidamente y de manera efectiva a dicha infestación. Este plan debe incluir:

— **Evaluación de la infestación:** identificando correctamente la plaga para seleccionar los métodos de control más adecuados.

— **Intervención inmediata:** si es posible, aislar la zona afectada para evitar la propagación de la plaga a otras áreas y aplicar tratamientos inmediatos, como el uso de insecticidas, trampas o medidas físicas para reducir rápidamente la población de plagas.

— **Implementación de medidas correctivas:** aplicando de manera regular medidas de control, como pesticidas, control biológico y métodos culturales, realizando monitoreos regulares postratamiento para evaluar la efectividad de las medidas implementadas y ajustar el plan según sea necesario.

— **Prevención de futuras infestaciones:** formación del personal en la identificación de plagas y en la implementación de medidas preventivas y de control.

— **Documentación e información:** mantener un registro detallado de las infestaciones, incluyendo la identificación de la plaga, las medidas tomadas y los resultados obtenidos. Esto ayuda a mejorar las estrategias de control y facilita el cumplimiento de las regulaciones. Además de informar a todas las partes interesadas, incluidos los empleados, proveedores y autoridades reguladoras, sobre la infestación y las medidas tomadas para controlarla.

ACTIVIDAD

Con la ayuda de internet investiga sobre diferentes brotes de enfermedades alimentarias relacionadas con el sector hortofrutícola (qué ocurrió, en qué año fue, dónde fue…) e intenta deducir cuál fue el fallo en la gestión de la higiene alimentaria que llevó a ese resultado. Habla también de las mejoras que implantarías para prevenir futuros accidentes.

© Ediciones Paraninfo

9.10. Tecnología e innovación en higiene alimentaria

La tecnología y la innovación juegan un papel crucial en la mejora de la higiene alimentaria en el sector hortofrutícola. Las nuevas tecnologías no solo aumentan la eficiencia de las operaciones, sino que también mejoran la seguridad y la calidad de los productos.

Las nuevas tecnologías están transformando la forma en que se gestionan y mantienen los estándares de higiene en el sector hortofrutícola. Algunas de las tecnologías más destacadas incluyen:

- **Tecnologías de desinfección avanzadas:**
  - **Luz ultravioleta (UV):** se utiliza para desinfectar superficies y equipos, eliminando microorganismos sin el uso de productos químicos. Es especialmente útil en líneas de procesamiento y en la desinfección de envases.
  - **Ozono:** es un agente desinfectante potente que puede eliminar bacterias, virus y hongos en el agua y el aire. Se utiliza para desinfectar agua de lavado y para purificar el aire en áreas de almacenamiento.
  - **Plasma frío:** esta tecnología emergente utiliza plasma ionizado a baja temperatura para eliminar patógenos en superficies y productos, proporcionando una alternativa sin residuos químicos.

- **Sensores y biosensores:**
  - **Sensores de calidad del agua:** sensores avanzados que monitorean la calidad del agua en tiempo real, detectando la presencia de contaminantes microbiológicos y químicos.
  - **Biosensores:** dispositivos que utilizan componentes biológicos para detectar patógenos específicos en alimentos y superficies, permitiendo una detección rápida y precisa de contaminaciones.

- **Tecnologías de envasado activo e inteligente:**
  - **Envasado activo:** envases que liberan agentes antimicrobianos o absorben etileno para prolongar la vida útil de los productos y mantener su frescura.
  - **Envasado inteligente:** envases equipados con indicadores de frescura, sensores de temperatura y rastreadores de trazabilidad que proporcionan información en tiempo real sobre la calidad y el estado del producto.

Por otro lado, la automatización y la monitorización en tiempo real están revolucionando el sector hortofrutícola, permitiendo una gestión más eficiente y precisa de la higiene alimentaria.

La utilización de robots para tareas como la cosecha, clasificación, lavado y envasado de productos minimiza la manipulación humana y reduce el riesgo de contaminación. Los robots pueden operar en entornos controlados, asegurando un manejo higiénico de los productos.

Además, existen los sistemas de lavado automatizados que son equipos que garantizan una limpieza y desinfección consistente de los productos hortofrutícolas, mejorando la eficiencia y reduciendo el uso de agua y productos químicos.

En lo referido a la monitorización en tiempo real, nos encontramos con el llamado internet de las cosas (IoT), se trata de dispositivos conectados que monitorean parámetros críticos como la temperatura, humedad y calidad del aire en instalaciones de almacenamiento y procesamiento. Los datos recopilados se analizan en tiempo real, permitiendo una respuesta inmediata a cualquier desviación. Hablamos también del *blockchain* que es una tecnología que proporciona una cadena de custodia transparente y segura para los productos alimentarios, mejorando la trazabilidad y asegurando la integridad de los datos desde el campo hasta el consumidor.

Si hablamos del futuro, el sector hortofrutícola continúa evolucionando, impulsado por innovaciones tecnológicas y la creciente demanda de seguridad y sostenibilidad. Algunas tendencias futuras incluyen:

■ **Inteligencia artificial (IA) y aprendizaje automático:**

— **Análisis predictivo:** utilización de IA para analizar grandes volúmenes de datos y predecir posibles riesgos de contaminación antes de que ocurran. Esto permite una intervención preventiva y reduce el riesgo de brotes de enfermedades alimentarias.

— **Optimización de procesos:** algoritmos de aprendizaje automático que optimizan los procesos de producción, mejorando la eficiencia y reduciendo el desperdicio.

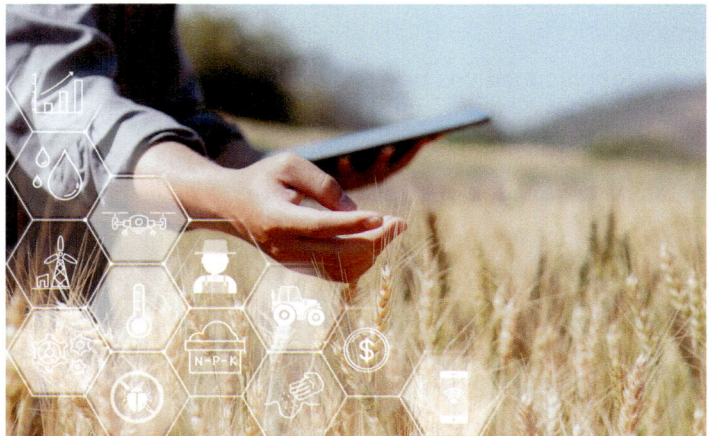

Figura 9.21. La IA también se aplica en el sector hortofrutícola.

■ **Nanotecnología:**

— **Nanosensores:** sensores a escala nanométrica que pueden detectar contaminantes a niveles extremadamente bajos, proporcionando una detección temprana y precisa de patógenos y residuos químicos.

— **Nanorrecubrimientos:** recubrimientos antimicrobianos de ámbito nanométrico aplicados a superficies y envases, que previenen el crecimiento de patógenos y prolongan la vida útil de los productos.

■ **Sostenibilidad y ecoinnovación:**

— **Prácticas de agricultura sostenible:** innovaciones en técnicas de cultivo que reducen el uso de pesticidas y fertilizantes químicos, promueven la biodiversidad y mejoran la salud del suelo.

— **Energías renovables:** integración de fuentes de energía renovable en las operaciones de procesamiento y almacenamiento, reduciendo la huella de carbono y promoviendo prácticas sostenibles.

■ **Impresión 3D de alimentos:**

— **Aplicaciones en prototipado:** uso de impresión 3D para crear prototipos de envases y herramientas de procesamiento personalizadas, mejorando la funcionalidad y la higiene.

— **Desarrollo de nuevos productos:** innovación en el desarrollo de productos alimentarios personalizados y nutritivos, utilizando ingredientes naturales y técnicas de procesamiento avanzadas.

La integración de nuevas tecnologías e innovaciones en el sector hortofrutícola no solo mejora la higiene y seguridad alimentaria, sino que también impulsa la eficiencia, la sostenibilidad y la capacidad de respuesta ante los desafíos futuros.

RESUMEN

La higiene alimentaria es una responsabilidad compartida que requiere un compromiso continuo y proactivo por parte de todos los involucrados en el sector hortofrutícola. Al seguir estas recomendaciones y mantener un enfoque en la mejora continua, se puede asegurar la producción de alimentos seguros y de alta calidad, protegiendo así la salud pública y fortaleciendo la confianza del consumidor.

A lo largo de este punto, hemos explorado los aspectos críticos de la higiene alimentaria en el sector hortofrutícola, incluyendo:

- **Importancia de la higiene alimentaria:** la higiene es fundamental para garantizar la seguridad de los productos hortofrutícolas y prevenir enfermedades transmitidas por alimentos.

- **Legislación y normativas:** cumplir con las leyes y regulaciones nacionales e internacionales es esencial para mantener altos estándares de seguridad alimentaria.

- **Principios de higiene alimentaria:** comprender los conceptos básicos y prevenir la contaminación a través de prácticas adecuadas.

- **Buenas prácticas de manipulación:** desde la selección de materias primas hasta el transporte y distribución, cada etapa del proceso debe gestionarse con cuidado.

- **Control de calidad y seguridad alimentaria:** implementar sistemas como APPCC y seguir protocolos rigurosos de limpieza y desinfección.

- **Equipos y utensilios:** utilizar y mantener equipos adecuados es crucial para evitar la contaminación.

- **Higiene personal de los trabajadores:** la formación y las prácticas de higiene personal son fundamentales para prevenir la contaminación cruzada.

- **Gestión de residuos:** clasificación y eliminación segura de residuos para minimizar el impacto ambiental.

- **Control de plagas:** identificación, prevención y control efectivo de plagas.

- **Análisis de casos de estudio:** aprender de los brotes de enfermedades alimentarias pasados para implementar mejoras continuas.

- **Tecnología e innovación:** integración de nuevas tecnologías para mejorar la seguridad y eficiencia en el sector.

ACTIVIDADES FINALES

TEST DE EVALUACIÓN

9.1. **¿Cuál es la principal razón para mantener altos estándares de higiene alimentaria en el sector hortofrutícola?**

a) Reducir los costos de producción.

b) Garantizar la seguridad de los productos y prevenir enfermedades transmitidas por alimentos.

c) Incrementar la producción.

d) Ser más competitivos.

9.2. **¿Qué normativa europea se aplica a la seguridad alimentaria en el sector hortofrutícola?**

a) ISO 14001.

b) Ley de Seguridad Alimentaria y Nutrición (España).

c) Reglamento (CE) 852/2004 sobre la higiene de los productos alimenticios.

d) ISO 14001.

9.3. **¿Cuál es la principal función del sistema APPCC en la industria alimentaria?**

a) Análisis de Peligros y Puntos de Control Críticos para garantizar la seguridad alimentaria.

b) Incrementar la velocidad de producción.

c) Reducir el uso de agua en el proceso de producción.

d) Obtener mayores beneficios.

9.4. **¿Cuál de los siguientes no es un método de desinfección avanzado?**

a) Luz ultravioleta (UV).

b) Agua caliente.

c) Ozono.

d) Lejías de uso alimentario.

9.5. **¿Qué tecnología se utiliza para proporcionar una cadena de custodia transparente y segura para los productos alimentarios?**

a) Internet de las cosas (IoT).

b) *Blockchain*.

c) Robótica.

d) Inteligencia artificial.

9.6. **¿Cuál es la principal ventaja de utilizar robots en el procesamiento de productos horto-frutícolas?**

a) Aumentar la manipulación manual.

b) Incrementar el tiempo de procesamiento.

c) El uso de robots no proporciona ninguna ventaja en el procesamiento de productos hortofrutícolas.

d) Minimizar la manipulación humana y reducir el riesgo de contaminación.

9.7. **¿Qué práctica es crucial durante la selección y recepción de materias primas en el sector hortofrutícola?**

a) Verificar la calidad y seguridad de los productos desde el origen.

b) Seleccionar productos sin importar su estado.

c) Aceptar todas las materias primas recibidas sin inspección.

d) Recepcionar lo más rápido posible los productos.

9.8. **¿Cuál es el objetivo principal del almacenamiento adecuado de productos hortofrutícolas?**

a) Incrementar los niveles de humedad.

b) Reducir el espacio de almacenamiento.

c) Mantener la calidad y seguridad de los productos almacenados.

d) Que todo esté ordenado.

9.9. **¿Qué es un biofilm en el contexto de higiene alimentaria?**

a) Un tipo de película plástica utilizada en el envasado.

b) Una sustancia química utilizada para limpiar equipos.

c) Un tipo de detergente usado en industria alimentaria.

d) Una capa de microorganismos adheridos a superficies en contacto con alimentos.

9.10. **¿Qué medida no es recomendada para la prevención de la contaminación cruzada?**

a) Separar los productos crudos de los cocidos.

b) Utilizar la misma tabla de cortar para todos los alimentos.

c) Lavar y desinfectar los utensilios entre usos.

d) Higiene del manipulador.

9.11. **¿Cuál es la importancia de la higiene personal en el sector hortofrutícola?**

a) Prevenir la contaminación cruzada y proteger la salud de los consumidores.

b) Reducir el tiempo de trabajo.

c) Incrementar la cantidad de productos manipulados.

d) Mejorar el aspecto físico de los manipuladores.

9.12. **¿Cuál de los siguientes no es un tipo de equipo utilizado en el sector hortofrutícola?**

a) Cámaras frigoríficas para productos cocidos.

b) Transportadores de banda.

c) Equipo de desinfección con UV.

d) Cintas de congelación.

9.13. **¿Cuál es el principal objetivo de la gestión de residuos en el sector hortofrutícola?**

a) Incrementar la cantidad de residuos generados.

b) Reducir la calidad del producto.

c) Clasificar y eliminar los residuos de manera segura para minimizar el impacto ambiental.

d) Que el impacto ambiental sea mayor.

9.14. **¿Qué técnica no es una medida preventiva para el control de plagas?**

a) Mantenimiento de la limpieza en las instalaciones.

b) Uso indiscriminado de pesticidas sin control.

c) Almacenamiento adecuado de productos y residuos.

d) Uso de mallas protectoras en ventanas.

9.15. **¿Cuál de las siguientes leyes es fundamental en la Unión Europea para la higiene de los productos alimenticios?**

a) Ley 17/2011, de 5 de julio, de seguridad alimentaria y nutrición.

b) Reglamento (UE) n.º 1169/2011 sobre la información alimentaria facilitada al consumidor.

c) Real Decreto 640/2006 sobre condiciones de producción y comercialización de alimentos.

d) Reglamento (CE) n.º 852/2004 sobre higiene de los productos alimenticios.

9.16. **¿Qué regula el Reglamento (CE) n.º 2073/2005 en el sector hortofrutícola?**

a) Las normas de calidad comercial de frutas y hortalizas.

b) Las buenas prácticas agrícolas (BPA).

c) El etiquetado y la información alimentaria facilitada al consumidor.

d) Los criterios microbiológicos para los productos alimenticios.

9.17. **¿Cuál es la ventaja principal de la nanotecnología en la higiene alimentaria?**

a) Incrementar el tamaño de los productos.

b) Detectar contaminantes a niveles extremadamente bajos y aplicar recubrimientos antimicrobianos.

c) Aumentar los costes de producción.

d) Reducir los costes de producción.

9.18. **¿Qué debe incluir un plan de acción en caso de infestación de plagas?**

a) Ignorar la infestación hasta que sea grave.

b) Aumentar la producción para contrarrestar las pérdidas.

c) Identificación de la plaga, evaluación del alcance y medidas correctivas inmediatas.

d) Aumentar el personal para contrarrestar las pérdidas.

9.19. **¿Cuál es el propósito de utilizar embalajes activos en el sector hortofrutícola?**

a) Aumentar el peso del producto.

b) Mejorar la estética del envase.

c) Liberar agentes antimicrobianos o absorber etileno para prolongar la vida útil de los productos.

d) Proporcionar información en tiempo real sobre la calidad y el estado del producto.

9.20. **¿Cuál de los siguientes aspectos no es mencionado como vital para el cumplimiento de las especificaciones de las materias primas recibidas en el sector hortofrutícola?**

a) Precio de las materias primas.

b) Variedad específica.

c) Grado de maduración.

d) Ausencia de contaminantes.

GLOSARIO

- **APPCC (Análisis de Peligros y Puntos de Control Críticos)**: sistema preventivo para garantizar la seguridad alimentaria mediante la identificación y control de peligros.

- **Biofilm**: capa de microorganismos adheridos a superficies en contacto con alimentos, difíciles de eliminar y potencialmente peligrosos.

- **Buenas prácticas agrícolas (BPA)**: conjunto de prácticas que garantizan la producción de alimentos seguros y de alta calidad, respetando el medio ambiente y la salud de los trabajadores.

- **Contaminación cruzada**: transferencia de microorganismos dañinos de una superficie, alimento o persona a otro alimento, provocando contaminación.

- **Criterios microbiológicos**: estándares establecidos para la presencia de microorganismos en los alimentos, garantizando que no representen un riesgo para la salud.

- **Desinfección**: proceso de eliminación o reducción de microorganismos patógenos a niveles seguros mediante el uso de agentes químicos o métodos físicos.

- **Etiquetado**: proceso de proporcionar información clara y precisa sobre los productos alimenticios, incluyendo origen, categoría de calidad y otros detalles relevantes.

- **Global GAP**: norma internacional voluntaria que asegura el cumplimiento de buenas prácticas agrícolas, higiene y seguridad alimentaria.

- **Higiene personal**: conjunto de prácticas de limpieza y cuidado personal que deben seguir los manipuladores de alimentos para prevenir la contaminación.

- **Limpieza**: eliminación de residuos visibles y suciedad de superficies y equipos, paso previo a la desinfección.

- **Maduración**: estado de desarrollo de las frutas y hortalizas, importante para su uso previsto y para asegurar su calidad y sabor.

- **Normativa**: conjunto de leyes y reglamentos que establecen los estándares de higiene y seguridad alimentaria a seguir en la producción y distribución de alimentos.

- **Pesticidas**: sustancias químicas utilizadas para controlar plagas en la agricultura, cuyo residuo en alimentos debe ser controlado para evitar riesgos para la salud.

- **Punto crítico de control (PCC)**: etapa del proceso productivo donde se pueden aplicar medidas para prevenir, eliminar o reducir peligros a niveles aceptables.

- **Reglamento (CE) n.º 852/2004**: normativa europea fundamental para la higiene de los productos alimenticios, aplicable a toda la cadena de producción y distribución.

- **Residuo**: restos de sustancias (como pesticidas o metales pesados) que pueden estar presentes en los alimentos y que deben ser controlados para garantizar la seguridad.

- **Trazabilidad**: capacidad de rastrear el recorrido de un producto alimenticio a través de todas las etapas de producción, procesamiento y distribución.

- **Variedad específica**: tipo particular de fruta o verdura adecuada para su propósito, ya sea consumo fresco o procesamiento industrial.

- **Verificación**: proceso de confirmación de que los sistemas de control y las medidas implementadas están funcionando eficazmente para garantizar la seguridad alimentaria.

- **Zonificación**: separación física de áreas dentro de una instalación para prevenir la contaminación cruzada, especialmente entre áreas limpias y sucias.

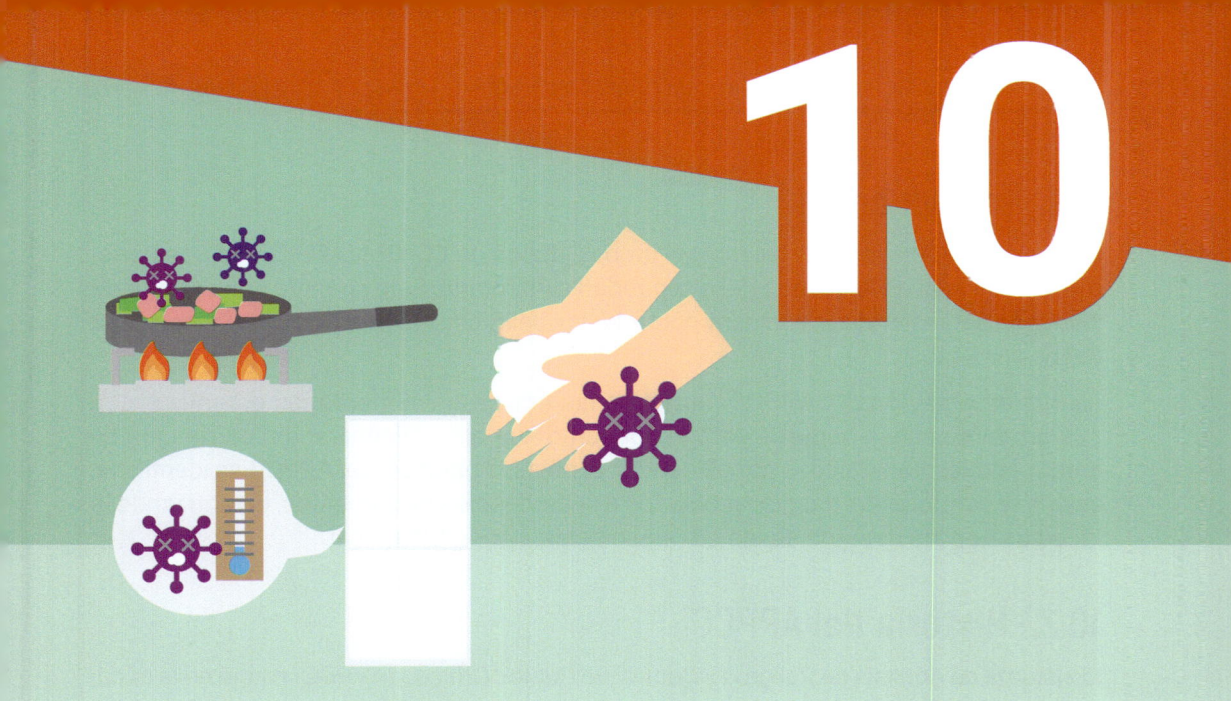

10

APPCC

Contenido

10.1. Introducción

El sistema de Análisis de Peligros y Puntos Críticos de Control (APPCC) es una herramienta esencial en la gestión de la seguridad alimentaria. Este sistema preventivo está diseñado para identificar, evaluar y controlar los peligros significativos para la inocuidad de los alimentos.

La implementación del APPCC permite a las empresas alimentarias garantizar que sus productos sean seguros para el consumo humano, minimizando los riesgos de enfermedades transmitidas por alimentos. El objetivo principal del APPCC es identificar, evaluar y controlar los riesgos asociados a la producción de alimentos, garantizando la inocuidad de los mismos desde su origen hasta su consumo final.

10.2. Historia del APPCC

El sistema de Análisis de Peligros y Control de Puntos Críticos (APPCC) surgió en la década de 1960 en Estados Unidos, como una estrategia de control de la seguridad alimentaria en la industria de alimentos y bebidas. Fue desarrollado por la NASA y la Administración de Alimentos y Medicamentos de Estados Unidos (FDA) con el objetivo de garantizar la seguridad de los alimentos que consumirían los astronautas en las misiones espaciales, ya que cualquier enfermedad alimentaria en ese entorno tendría consecuencias desastrosas.

En 1971, el APPCC se presentó al público en una conferencia de la National Conference on Food Protection y, poco después, en 1985, la Academia Nacional de Ciencias de Estados Unidos recomendó la adopción del APPCC para garantizar la seguridad alimentaria. Desde entonces, el sistema ha sido adoptado y adaptado por numerosos países y organizaciones internacionales, convirtiéndose en el estándar global para la gestión de la seguridad alimentaria.

La evolución del APPCC ha sido impulsada por diversos incidentes de seguridad alimentaria que han puesto de manifiesto la necesidad de un enfoque más proactivo y preventivo. Actualmente, el sistema APPCC es ampliamente utilizado en todo el mundo en la industria alimentaria e, incluso, ha sido adoptado por organismos de regulación alimentaria como la Organización Mundial de la Salud (OMS) y la Comisión del Codex Alimentarius de las Naciones Unidas. Su aplicación ha demostrado ser eficaz para prevenir brotes de enfermedades transmitidas por alimentos y garantizar la calidad e inocuidad de los alimentos para los consumidores.

El APPCC se ha aplicado en España desde la década de 1990. La implantación del sistema APPCC se ha llevado a cabo principalmente en el sector de la industria alimentaria, en cumplimiento de la normativa europea de seguridad alimentaria.

En 1996, se incorporó en España la normativa europea sobre higiene de los alimentos, que establecía la obligatoriedad de implantar sistemas de autocontrol basados en el APPCC en las empresas alimentarias. Esto supuso un cambio significativo en la forma de gestionar la seguridad alimentaria en el país.

Desde entonces, se han desarrollado normativas específicas en distintas comunidades autónomas para regular la aplicación del sistema APPCC en las empresas alimentarias. También se han establecido programas de formación y asesoramiento para ayudar a las empresas a implementar el sistema de forma adecuada.

En la actualidad, el sistema APPCC es ampliamente utilizado en España, tanto en la industria alimentaria como en el sector de la restauración y la hostelería. Se considera una herramienta fundamental para garantizar la seguridad alimentaria y prevenir riesgos para la salud de los consumidores.

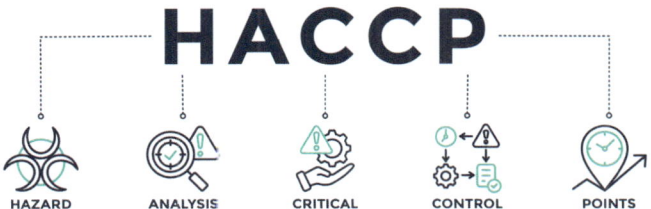

Figura 10.1. Sistema APPCC.

La historia del APPCC y su evolución demuestran su eficacia y relevancia continua en la gestión de la seguridad alimentaria. En un mundo donde la seguridad alimentaria es una preocupación creciente, el APPCC se presenta como una solución robusta y comprobada para asegurar que los alimentos que consumimos sean seguros, saludables y de alta calidad. Al adoptar el APPCC, las empresas no solo protegen la salud pública, sino que también fortalecen su reputación y competitividad en el mercado global.

10.3. Ventajas del APPCC

La implementación del APPCC ofrece numerosas ventajas tanto para los productores como para los consumidores de alimentos. Este sistema, diseñado para prevenir riesgos y asegurar la inocuidad de los alimentos, se ha convertido en una herramienta esencial para la industria alimentaria en todo el mundo. A continuación, se destacan algunas de las ventajas más importantes:

■ **Prevención de riesgos:** el APPCC permite identificar y controlar los peligros antes de que se conviertan en problemas de seguridad. Este enfoque preventivo es más efectivo que las estrategias reactivas, que solo responden a incidentes una vez que han ocurrido. Al centrarse en la prevención, el APPCC minimiza el riesgo de brotes de enfermedades alimentarias, protegiendo la salud del consumidor.

— **Identificación proactiva de peligros:** el APPCC obliga a las empresas a realizar una evaluación exhaustiva de sus procesos para identificar posibles riesgos, lo que mejora la comprensión de los puntos críticos de control.

— **Control de puntos críticos:** la identificación de puntos críticos de control y la implementación de medidas para controlarlos reduce significativamente la probabilidad de contaminación y otros problemas de seguridad alimentaria.

- **Cumplimiento normativo:** el APPCC ayuda a las empresas a cumplir con las regulaciones y estándares de seguridad alimentaria impuestos por las autoridades nacionales e internacionales. Este cumplimiento no solo evita sanciones legales, sino que también facilita el acceso a mercados globales que exigen altos estándares de seguridad.

  — **Alineación con normativas internacionales:** muchas normativas internacionales, como las de la Unión Europea y las directrices del Codex Alimentarius, se basan en los principios del APPCC. Implementar el APPCC asegura que las empresas cumplan con estos estándares.

  — **Facilitación de exportaciones:** cumplir con los requisitos del APPCC puede abrir nuevas oportunidades de mercado, permitiendo a las empresas exportar sus productos a países con estrictas regulaciones de seguridad alimentaria.

- **Mejora de la eficiencia operativa:** el APPCC no solo mejora la seguridad alimentaria, sino que también optimiza los procesos de producción, reduce el desperdicio y mejora la calidad del producto. La identificación y el control de los puntos críticos en el proceso de producción permiten a las empresas operar de manera más eficiente.

  — **Reducción de costes:** al prevenir problemas antes de que ocurran, las empresas pueden reducir los costes asociados con la retirada de productos del mercado, el tratamiento de enfermedades transmitidas por alimentos y otros gastos relacionados con la gestión de crisis.

  — **Mejora continua:** la implementación del APPCC fomenta una cultura de mejora continua, donde se revisan y optimizan regularmente los procesos de producción para aumentar la eficiencia y la calidad.

- **Confianza del consumidor:** la adopción del APPCC demuestra el compromiso de una empresa con la seguridad y la calidad de sus productos. Esto aumenta la confianza del consumidor y fortalece la reputación de la marca, lo que puede traducirse en mayores ventas y lealtad del cliente.

  — **Transparencia y responsabilidad:** las empresas que implementan el APPCC pueden comunicar de manera transparente sus prácticas de seguridad alimentaria a los consumidores, lo que fortalece la confianza y la fidelidad del cliente.

  — **Diferenciación de la competencia:** las empresas que demuestran un fuerte compromiso con la seguridad alimentaria pueden diferenciarse de la competencia y atraer a consumidores que priorizan la calidad y la seguridad en sus decisiones de compra.

- **Responsabilidad social corporativa:** poner en marcha el APPCC es una muestra de responsabilidad social corporativa, ya que contribuye a proteger la salud pública y a garantizar la seguridad alimentaria globalmente. Las empresas que adoptan este sistema son vistas como líderes en la industria alimentaria.

- **Protección de la salud pública:** al garantizar la seguridad de los alimentos, las empresas desempeñan un papel crucial en la protección de la salud pública, reduciendo la incidencia de enfermedades transmitidas por alimentos.

- **Sostenibilidad y ética:** la implementación del APPCC también puede estar alineada con prácticas sostenibles y éticas, ya que promueve el uso responsable de recursos y la producción de alimentos seguros y saludables.

■ **Adaptabilidad y escalabilidad:** el APPCC es un sistema flexible que puede adaptarse a diferentes tipos y tamaños de empresas dentro de la cadena de suministro de alimentos. Esto permite que tanto pequeños productores como grandes corporaciones implementen el APPCC de manera efectiva.

- **Adaptación a diversos sectores:** desde la producción primaria hasta la distribución y venta al por menor, el APPCC puede aplicarse en todas las etapas de la cadena de suministro de alimentos, adaptándose a las necesidades específicas de cada sector.

- **Escalabilidad:** las pequeñas empresas pueden implementar el APPCC de manera gradual, comenzando con los puntos críticos más importantes y ampliando el sistema a medida que crecen y desarrollan sus capacidades.

■ **Formación y desarrollo del personal:** la implementación del APPCC requiere la formación continua del personal en relación con la seguridad alimentaria, lo que mejora sus habilidades y conocimientos. Este enfoque formativo contribuye al desarrollo profesional y personal de los empleados.

- **Capacitación en seguridad alimentaria:** la formación regular en APPCC asegura que todos los empleados comprendan los principios del sistema y su importancia, lo que mejora la implementación y el mantenimiento del sistema.

- **Fomento de una cultura de seguridad:** al educar y formar al personal, las empresas pueden fomentar una cultura organizacional centrada en la seguridad alimentaria, donde todos los empleados se sienten responsables de mantener altos estándares de calidad.

10.4. Definiciones

Los siguientes conceptos aparecen en el desarrollo del APPCC y deberán sernos conocidos para poder llevar a cabo el plan de manera satisfactoria.

■ **Peligro:** cualidad o factor biológico, físico o químico que puede hacer que un alimento no sea seguro para su consumo. En la terminología anglosajona, *hazard* ('peligro') es la contaminación inaceptable, la proliferación o la supervivencia en los alimentos de microorganismos que pueden afectar a su inocuidad, deteriorarlos o acortar su vida comercial, y/o la producción o persistencia inaceptable en ellos de ciertos productos del metabolismo bacteriano (toxinas, aminas biógenas, enzimas).

■ **Gravedad:** es la magnitud del peligro o la importancia de las posibles consecuencias que de él pueden derivarse.

■ **Riesgo:** es una estimación de la posibilidad de que sobrevenga un peligro. Cada uno de los peligros se puede evaluar en términos de su gravedad y su riesgo: así, el botulismo supone un peligro más grave que una intoxicación alimentaria por *Staphylococcus aureus*, pero, aunque la presencia de *Clostridium botulinum* en un alimento sea un peligro grave, los estudios epidemiológicos han demostrado que el riesgo que supone es, generalmente, muy bajo.

■ **Puntos críticos de control:** punto, etapa o proceso en el que se puede aplicar una medida de control y un peligro para la salud puede ser evitado, eliminado o reducido a un nivel aceptable. Se pueden considerar de dos tipos:

— **PCC 1:** asegura el control de un riesgo o peligro. Como mediante el tratamiento térmico adecuado a un alimento se destruyen los microorganismos existentes y se puede garantizar su inocuidad.

— **PCC 2:** reduce al mínimo o a unos niveles aceptables el peligro, aunque no asegura totalmente este control. Como la refrigeración, que detiene el crecimiento de gérmenes patógenos, pero no los elimina.

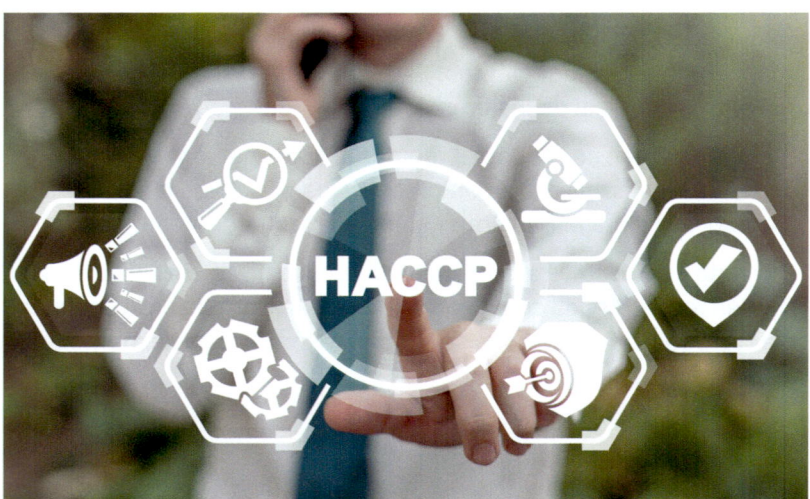

Figura 10.2. Partes del sistema APPCC.

■ **Medida preventiva:** acciones o factores necesarios para eliminar o reducir a un nivel aceptable la aparición de peligros.

■ **Criterios o tolerancias:** son valores máximos o mínimos, en los que parámetros físicos, químicos o biológicos pueden ser controlados en un punto crítico de control. Cuando se superan estos límites se produce la pérdida de control de un PCC y daría como resultado un riesgo inadmisible para el consumidor.

- **Monitorización o vigilancia:** observación y medición sistemática de los factores relevantes para controlar el peligro. Deben permitir que, cuando se detecte una situación fuera de control, sea posible aplicar acciones correctoras. Ya sea antes de empezar o durante una operación en proceso.

- **Verificación:** es la revisión del plan para comprobar su eficacia.

- **Documentación y registros:** la documentación y los registros son componentes esenciales del APPCC. Estos incluyen planes de APPCC, procedimientos de control, resultados de verificación y registros de acciones correctivas. La documentación proporciona evidencia de que el sistema está implementado y funcionando correctamente.

10.5. Principios del APPCC

Los principios del sistema APPCC son las diferentes actividades que debemos realizar para establecer, aplicar y mantener un plan APPCC. Para ello, son necesarias siete actividades distintas, que en el Codex Alimentarius se denominan «los siete principios»:

- Realizar un análisis de peligros.

- Determinar los PCC (puntos de control críticos).

- Establecer los límites críticos.

- Establecer los límites de vigilancia de PCC.

- Establecer medidas correctivas.

- Establecer el sistema de verificación.

- Establecer el sistema de documentación y registro.

10.5.1. Realizar un análisis de peligros

Para realizar un análisis de peligros, debemos seguir dos pasos primordiales, el primero será enumerar todos los peligros, es decir, hacer una lista con todos los peligros que podrían darse en cada fase del proceso. Esta lista deberá ser real y posible de manera razonable para no tener un listado de peligros sobredimensionado. Y el segundo será analizar los peligros para identificar aquellos que debamos eliminar o reducir a niveles aceptables para producir alimentos inocuos.

Para realizar este listado de peligros, tenemos que tener en cuenta cuáles son las etapas del proceso de elaboración de cada producto, por lo que habremos creado anteriormente un diagrama de flujo del proceso.

Un ejemplo de diagrama de flujo podría ser el de la elaboración de jamón cocido en lonchas:

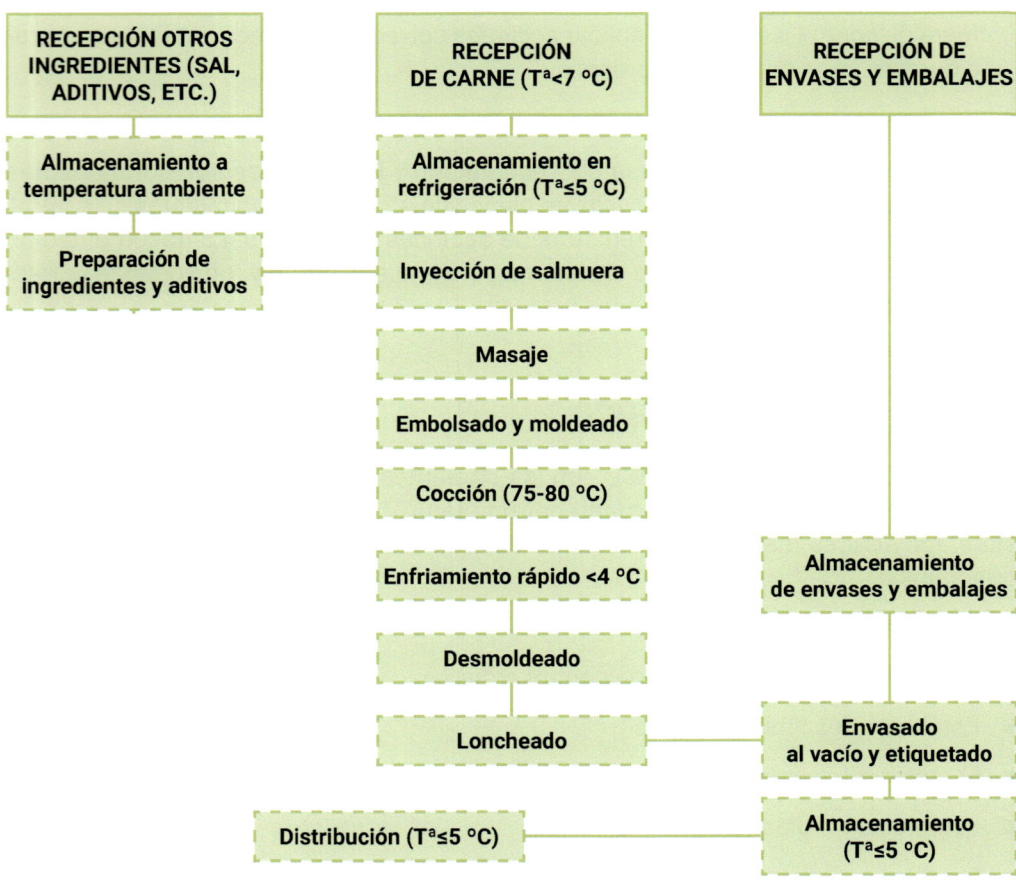

Sobre nuestro diagrama de flujo, haremos el listado de peligros que afectan al proceso. Recordemos que los peligros se clasifican en:

- **Peligros biológicos:** bacterias, virus y parásitos patógenos, toxinas microbianas.

- **Peligros químicos:** toxinas naturales de origen vegetal o animal, pesticidas, herbicidas, antibióticos, promotores del crecimiento, aditivos no autorizados, lubricantes y tintas, desinfectantes u otros contaminantes de origen industrial.

- **Peligros físicos:** fragmentos de vidrio, plástico, metal y madera u otros objetos que puedan causar daño físico al consumidor.

Ejemplos de algunos de los peligros que pueden aparecer en la elaboración del jamón cocido en lonchas se reflejan en las siguientes tablas. En dichas tablas, podemos ver qué etapa del proceso estamos analizando, qué peligro o peligros podemos encontrar en esa etapa y de qué tipo de peligro se trata y, además, se ha añadido una columna en la que se destaca el punto del APPCC donde podemos controlar ese peligro.

PELIGROS BIOLÓGICOS Y CONTROLES EN LA ELABORACIÓN DE JAMÓN COCIDO EN LONCHAS		
ETAPA DEL PROCESO	**PELIGRO IDENTIFICADO**	**CONTROLADO EN**
Almacenamiento refrigerado de la carne	Crecimiento de bacterias patógenas por abuso de tiempo/temperatura.	— Cadena de frío. — Rotación de materias primas (FIFO).
Cocción	Supervivencia de bacterias patógenas por insuficiente relación tiempo/temperatura.	— Plan de mantenimiento (parámetros de tiempo/ temperatura de los hornos).

PELIGROS QUÍMICOS Y CONTROLES EN LA ELABORACIÓN DE JAMÓN COCIDO EN LONCHAS		
ETAPA DEL PROCESO	**PELIGRO IDENTIFICADO**	**CONTROLADO EN**
Recepción de ingredientes y otros materiales (carne de jamón en refrigeración)	Contaminación química, alergias e intolerancias: — Antibióticos y otros medicamentos. — Residuos de hormonas. — Plaguicidas.	— Control de proveedores. — Especificaciones de producto.
Envasado y etiquetado	Reacciones alérgicas e intolerancias por ingredientes y aditivos no declarados.	— Buenas prácticas de fabricación.

PELIGROS FÍSICOS Y CONTROLES EN LA ELABORACIÓN DE JAMÓN COCIDO EN LONCHAS		
ETAPA DEL PROCESO	**PELIGRO IDENTIFICADO**	**CONTROLADO EN**
Preparación de la salmuera	Contaminación por cuerpos extraños.	— Buenas prácticas de fabricación.
Inyección de la salmuera	Contaminación por agujas rotas (cuerpos extraños).	— Mantenimiento de instalaciones y equipos. — Detección de metales.

Una vez que hemos definido cuáles pueden ser los peligros a los que nos enfrentamos en la producción de, en este ejemplo, el jamón cocido en lonchas, debemos valorar el significado o importancia de cada uno de ellos considerando su probabilidad de aparición y la gravedad de sus consecuencias en el caso de aparecer. Es decir, realizar el análisis de peligros del que hablábamos al principio.

La probabilidad de aparición de un peligro se puede clasificar en una escala como la que sigue:

■ **Baja:** el peligro es improbable.

- **Media:** el peligro podría ocurrir.
- **Alta:** el peligro es probable.

Por otro lado, como ya hemos dicho, la gravedad de un peligro se refiere a las posibles consecuencias si el peligro se materializa. Esta también se puede clasificar en:

- **Baja:** consecuencias menores.
- **Media:** consecuencias moderadas, como enfermedades leves.
- **Alta:** consecuencias graves, como enfermedades severas.

En función de estas dos escalas, podemos construir lo que se conoce como una matriz de riesgo, que es una herramienta que combina la probabilidad de aparición y la gravedad del peligro para determinar el nivel de riesgo.

Un ejemplo de matriz de riesgo puede ser el siguiente, donde «S» se refiere a un peligro «significativo» y «NS» a un peligro «no significativo»:

PROBABILIDAD/GRAVEDAD	BAJA	MEDIA	ALTA
Alta	S	S	S
Media	NS	S	S
Baja	NS	NS	S

Para cada peligro encontrado en el análisis de peligros, deberemos decidir si el peligro es significativo o no lo es, con la ayuda de la matriz de riesgo. Solo los peligros significativos entrarán al árbol de decisiones del segundo principio del APPCC: «Determinación de los PCC».

10.5.2. Determinar los PCC (puntos de control críticos)

A partir de los peligros identificados en el primer subapartado 10.5.1 que acabamos de ver, en este segundo subapartado 10.5.2, deberemos determinar cuáles son los puntos de control críticos donde deberemos aplicar algún tipo de tratamiento para eliminar o detener los peligros analizados anteriormente.

Uno de los procedimientos para determinar si los peligros significativos (identificados como medio, alto o crítico) son PCC es el árbol de decisiones (establecido en el Codex Alimentarius). Este consiste en una secuencia lógica de preguntas que deben contestarse, con sentido común y flexibilidad, teniendo en cuenta el proceso de fabricación en conjunto. La respuesta a cada pregunta conduce al equipo por un determinado camino en el árbol hasta concluir si una fase del proceso se debe considerar o no como PCC.

Como ya hemos señalado, este árbol de decisiones se aplicará a los peligros significativos que aparezcan en el análisis para poder determinar si son o no PCC.

P1 ¿Existen medidas preventivas de control?

Modificar la fase del proceso o producto

SÍ

NO

¿Es necesario el control en esta fase para garantizar la inocuidad?

SÍ

NO → Alto, no es un PCC*

P2 ¿Ha sido específicamente concebida la fase para eliminar o reducir a un nivel aceptable la probabilidad de que se produzca un peligro?**

SÍ

NO

P3 ¿Podría producirse una contaminación con peligros identificados en niveles superiores a los aceptables o podrían éstos aumentar hasta niveles inaceptables?**

SÍ

NO → Alto, no es un PCC*

P4 ¿Se eliminarán los peligros identificados o se reducirá a un nivel aceptable la probabilidad de que se produzcan en una fase posterior?**

SÍ

NO

PUNTO DE CONTROL CRÍTICO (PCC)

Alto, no es un PCC*

* Pase al siguiente peligro
**Es necesario definir los niveles aceptables

A modo de ejemplo, vamos a analizar algunos peligros encontrados en la elaboración del jamón cocido en lonchas para determinar si son o no puntos de control críticos (PCC):

DETERMINACIÓN DE PCC						
PROCESO	**PELIGRO**	**P1**	**P1**	**P1**	**P1**	**PCC**
ALMACENAMIENTO REFRIGERADO DE LA CARNE	Crecimiento de bacterias patógenas por fallo en la cadena de frío.	SÍ	SÍ	-	-	SÍ
INYECCIÓN DE LA SALMUERA	Contaminación por cuerpos metálicos.	SÍ	NO	SÍ	SÍ	NO
COCCIÓN	Supervivencia de bacterias patógenas por insuficiente tratamiento térmico.	SÍ	SÍ	-	-	SÍ
ETIQUETADO	Reacciones alérgicas o intolerancias por ingredientes no declarados.	SÍ	NO	SÍ	NO	SÍ

10.5.3. Establecimiento de los límites críticos

Un límite crítico es el criterio que separa lo aceptable de lo inaceptable. Con ellos valoraremos si se están produciendo alimentos seguros mediante el control de los PCC; para cada uno de ellos, vamos a establecer uno o más límites críticos.

Los límites críticos deben estar basados en parámetros cuantitativos medibles, como pueden ser la temperatura, el tiempo, la actividad de agua, el pH o las dimensiones del producto. En el caso de criterios cualitativos, estos se evaluarán de manera objetiva, como el color, el olor o la etiqueta.

Si existen valores legales ya fijados, tomaremos estos como límites críticos, como, por ejemplo, las temperaturas mínimas y máximas para la conservación de los productos en las diferentes fases de producción.

10.5.4. Establecimiento de sistemas de vigilancia de los PCC

Se deberán establecer unos procedimientos de vigilancia en cada punto de control crítico para saber si este se encuentra bajo control.

Los procesos de vigilancia deben ser muy claros y específicos, y deben determinar:

- QUÉ se va a vigilar.

- CÓMO se va a realizar la vigilancia.

- CUÁNDO o con qué frecuencia se va a realizar.

- QUIÉN va a realizarla. Las personas responsables de la vigilancia deberán recibir la formación adecuada para llevar a cabo esta función.

10.5.5. Establecimiento de medidas correctivas

Las medidas correctivas se deben tomar cuando los resultados de la vigilancia de los puntos de control críticos muestren que los mismos han superado los límites establecidos para cada uno de ellos.

Para poder llevar a cabo de manera exitosa estas medidas correctivas, estas deberán ser claras y específicas y además incluirán la forma de identificación del producto afectado, instrucciones sobre qué hacer para controlar de nuevo ese PCC e instrucciones sobre qué hacer para que no vuelva a ocurrir esa desviación o pérdida de control.

10.5.6. Establecimiento de un sistema de verificación

Además de vigilar los puntos críticos del proceso, deberemos establecer unos criterios de verificación para asegurarnos que nuestro plan APPCC funciona correctamente aplicando diferentes métodos, procedimientos y evaluaciones, como pruebas de laboratorio, la calibración de equipos de medida o las propias auditorías de APPCC.

10.5.7. Establecimiento de un sistema de documentación y registro

Todos los puntos que acabamos de explicar deberán quedar correctamente documentados como prueba de que nuestro plan APPCC se está aplicando de la manera correcta y, por tanto, nuestros alimentos son seguros.

Esta documentación, generalmente, estará diseñada en forma de fichas donde se anotarán todos los controles efectuados, las acciones correctoras, el producto afectado (número de lote), fecha en que se ha detectado, responsables, etcétera.

Continuando con el ejemplo de la elaboración del jamón cocido en lonchas que hemos visto hasta ahora, en el página siguiente, aparece un cuadro de gestión en el que se reflejan estos últimos principios del APPCC para dos de los puntos críticos que hemos encontrado.

ACTIVIDAD

Imagina que trabajas en la fábrica que elabora el jamón cocido en lonchas del ejemplo que hemos ido desarrollando hasta ahora. Aplica los siete principios del Análisis de Peligros y Puntos de Control Críticos (APPCC) con el objetivo de garantizar la inocuidad de los productos. Identifica los posibles riesgos para la seguridad alimentaria en cada una de las etapas de la producción del jamón cocido en lonchas que faltan en el ejemplo, establece las medidas preventivas y correctivas, y determina los puntos críticos de control que faltan y sus límites para asegurar la calidad y salubridad de los productos finales.

CUADRO DE GESTIÓN	
FASE	**ALMACENAMIENTO REFRIGERADO DE LA CARNE**
PELIGROS	Crecimiento de bacterias patógenas por abuso de tiempo/ temperatura en el almacén.
LÍMITE CRÍTICO	Temperatura máxima de 5 °C en almacenes fríos.
VIGILANCIA	1. Responsable: personal de almacén de frío. 2. Frecuencia: cada cuatro horas. 3. Procedimiento: Control de temperatura de las cámaras.

MEDIDAS CORRECTORAS	1. Responsable: personal de calidad.
	 2. Frecuencia: si hay desviación en límites críticos.
	 3. Procedimiento:
	    a) Producto: inmovilización y decisión de destino .
	    b) Proceso: reajuste temperatura de las cámaras.
	    c) Identificación de la causa.

VERIFICACIÓN	Control de proceso: 1. Responsable: supervisor de calidad. 2. Frecuencia: semanal. 3. Procedimiento: responsable vigilancia, registros y acciones correctoras. Calibración o verificación de sondas: 1. Responsable: personal de mantenimiento. 2. Frecuencia: semestral. 3. Procedimiento: verificación temperaturas.
REGISTROS	1. Responsable: personal de calidad. 2. Frecuencia: en cada proceso de vigilancia, acciones correctoras y de verificación. 3. Procedimiento: rellena formularios establecidos según instrucciones (resultados, firma, fecha y hora).

CUADRO DE GESTIÓN	
FASE	**COCCIÓN**
PELIGROS	Supervivencia de bacterias patógenas por insuficiente tratamiento higienizante.
LÍMITE CRÍTICO	Temperatura interna mínima de 70 °C en un tiempo instantáneo.
VIGILANCIA	1. Responsable: personal de la sala de cocción. 2. Frecuencia: en cada lote. 3. Procedimiento: control de los registros de temperatura y tiempo de cada lote (sondas de registro termográfico en hornos). 4. Medición manual con sonda al finalizar el tratamiento térmico del producto ubicado en la parte más fría del horno.

MEDIDAS CORRECTORAS	1. Responsable: personal de calidad.
	2. Frecuencia: si hay desviación en límites críticos.
	3. Procedimiento:
	  a) Producto: inmovilización y decisión de destino.
	  b) Proceso: reajuste de los parámetros de trabajo de hornos.
	  c) Identificación de la causa.

VERIFICACIÓN	Control de proceso: 1. Responsable: supervisor de calidad. 2. Frecuencia: semanal. 3. Procedimiento: responsable vigilancia, registros y acciones correctoras. Calibración o verificación de sondas: 1. Responsable: personal de mantenimiento. 2. Frecuencia: semestral. 3. Procedimiento: verificación temperaturas.
REGISTROS	1. Responsable: personal de calidad. 2. Frecuencia: en cada proceso de vigilancia, acciones correctoras y de verificación. 3. Procedimiento: rellena formularios establecidos según instrucciones (resultados, firma, fecha y hora).

10.6. Aplicación del sistema APPCC

Para poder aplicar de manera correcta los siete principios del APPCC, debemos pasar primero por una serie de fases que son las siguientes:

1. Creación del equipo APPCC.

2. Descripción del producto, su preparación y elaboración.

3. Identificar el uso al que ha de destinarse el producto.

4. Crear un diagrama de flujo del producto.

5. Confirmar el diagrama de flujo *in situ*.

6. Realizar un esquema de planta que incluya el movimiento de materiales y personal en la instalación.

7. Aplicar los siete principios.

El **equipo APPCC** estará formado por un conjunto de personas multidisciplinar que incluirá personal que esté directamente involucrado en las actividades de proceso y esté familiarizado con las operaciones que se llevarán a cabo, su variabilidad y sus limitaciones. En ocasiones, la empresa no dispone de las personas cualificadas para esta responsabilidad, por lo que se recurre a empresas externas para ejecutar el plan APPCC. En el caso de empresas pequeñas con limitaciones de personal, este equipo lo formará una sola persona con la suficiente formación (Codex Alimentarius).

Las personas participantes en la elaboración del plan APPCC deben estar contempladas en la documentación donde se indicará el cargo que desempeñan en la empresa y la formación que han recibido al respecto. Revisarán al menos una vez al año la situación de implantación y funcionamiento del plan APPCC en la empresa mediante auditorías internas.

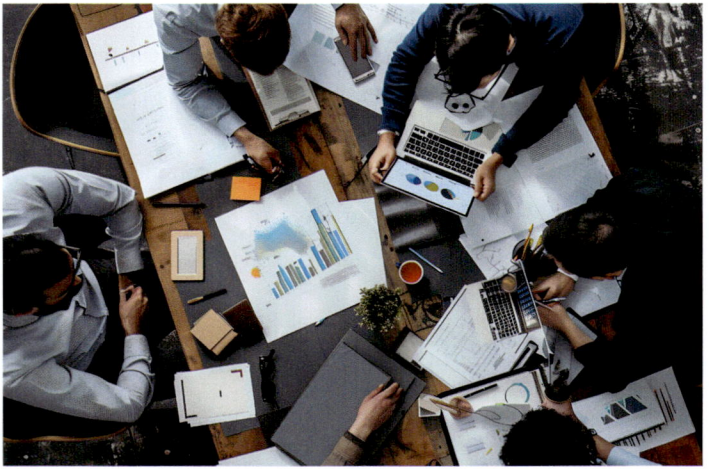

Figura 10.3. Equipo APPCC.

En la **descripción del producto** incluiremos:

- Nombre del producto.

- Ingredientes y composición.

- Características de seguridad del producto terminado. Características finales del producto.

- Proceso y tecnología utilizados para su elaboración, indicando cuáles son y cómo se llevan a cabo.

- Tipo de envasado y formato indicando cómo es el envasado y qué formatos se comercializan. Todo el material de envasado será apto para uso alimentario.

- Condiciones de almacenamiento, distribución y vida útil del producto. Es importante si el alimento necesita condiciones especiales de almacenamiento (refrigeración, congelación, duración...).

- Uso esperado y población consumidora, haciendo especial hincapié en segmentos sensibles de la población como ancianos, niños, diabéticos, etc., o grupos de población de riesgo: celíacos, alérgicos al huevo, etcétera.

Para el ejemplo que estamos estudiando, una descripción del producto podría ser la siguiente:

DESCRIPCIÓN DEL PRODUCTO	
Denominación del producto	Jamón cocido en lonchas
Características importantes del producto final	Sal (<2 %) Nitritos (≤ 100 mg/kg residual) Nitratos (≤ 250 mg/kg residual)
Uso esperado	Listo para consumo
Envasado	Envasado al vacío en bandejas de 12 lonchas
Vida comercial	45 días (48 horas después de abierto)
Lugar de venta	Supermercados, hipermercados y pequeños comercios
Instrucciones de uso y conservación	Consumir antes de... Una vez abierto, consumir en un plazo de 48 horas Conservar entre 0 y 5 °C
Condiciones especiales de distribución	Mantener refrigerado por debajo de 5 °C

El **diagrama de flujo** representa de manera gráfica la secuencia de fases u operaciones llevadas a cabo en la producción o elaboración de un producto alimenticio. El diagrama de flujo del ejemplo que estamos presentando en este manual se encuentra en el apartado 10.5.

Muchas veces, para desarrollarlo, basta con recorrer desde el principio (zona de recepción) el proceso en el mismo orden en el que el producto es elaborado hasta la zona de expedición donde este termina, observando lo que ocurre en cada zona, escuchando y hablando con el personal. Es muy importante realizar después la **confirmación** *in situ* del mismo para comprobar que lo escrito refleja la realidad de la empresa.

Es importante anotar de manera escrupulosamente detallada todo lo posible para así poder identificar posibles peligros sin que se nos sobrecargue el plan con puntos que no son relevantes. No debemos olvidar incluir todas las etapas y los productos que se incorporan al proceso en el orden correcto.

Por último, es fundamental desarrollar un **esquema de las instalaciones** y detallar en él todos los recorridos que hacen las distintas materias primas y aditivos y el resto de materiales (envases, embalajes, etc.) hasta que obtenemos el producto final, así como los recorridos en los que participa el personal. Estos planos deben tener identificadas las diferentes zonas de trabajo y los equipos más relevantes de forma que sea posible seguir los movimientos tanto de alimento como de personal dentro de las instalaciones. Esto nos va a permitir conocer cuáles son las áreas más sucias y posibles focos de contaminación, o estudiar rutas de eliminación de residuos, por ejemplo, lo cual será de utilidad en el análisis de peligros.

Una vez que el plan APPCC está diseñado y aprobado por la empresa, llega el momento de su implantación o, dicho de otra manera, su puesta en práctica.

Para implantar de manera efectiva un sistema APPCC en una industria no solo hay que diseñar el sistema de autocontrol, sino que se debe disponer de los medios necesarios para llevarlo a cabo y, además, todas las personas que día tras día van trabajar en su seguimiento y supervisión deberán tener la formación adecuada para actuar correctamente en cada momento y en cada toma de decisiones.

Cada empresa establecerá un método para revisar el plan cuando sea necesario, definiendo cómo y cuándo se realizará, aunque cuando se produzca cualquier tipo de cambio que sea relevante en la actividad de la empresa como pueden ser cambios en el proceso productivo, cambios en el producto, en la materia, en el uso esperado del producto, en las propias instalaciones o en el programa de limpieza y desinfección, esta revisión será obligatoria.

En estos casos, se revisará el plan APPCC, anotando esos cambios en los apartados que correspondan y comprobando el análisis de peligros en función de las nuevas circunstancias. Si este se viera afectado, se realizarán los ajustes necesarios en el resto del plan.

Todos los registros generados en el plan APPCC se conservarán durante un mínimo de un año, a partir de la fecha de consumo preferente/caducidad de los productos. Las autoridades podrán controlar de manera periódica, mediante auditorías, la implantación y aplicación práctica del plan APPCC para constatar que las actividades y los resultados registrados se ajustan a lo establecido en la documentación y son los adecuados para alcanzar el objetivo de producir alimentos libres de contaminantes. La empresa estudiará las causas de las desviaciones identificadas, estableciendo las acciones correctoras correspondientes, que deberán ser aprobadas por las autoridades competentes.

10.7. Requisitos previos a la implantación del sistema APPCC

La implantación de un sistema APPCC requiere de unas condiciones o unos prerrequisitos dirigidos al control de los peligros generales, dejando que el APPCC se encargue de los específicos.

Estos prerrequisitos varían dependiendo del tipo de industria en la que trabajemos, aunque por regla general suelen ser los siguientes, contando con otros más específicos dependiendo de, como hemos dicho, el tipo de industria alimentaria del que se trate. Será la empresa alimentaria quien decida qué prerrequisitos son importantes para el desarrollo de sus actividades desde una perspectiva de seguridad alimentaria.

- Plan de formación de trabajadores.
- Plan de mantenimiento de locales, instalaciones, equipos y utensilios.
- Plan de limpieza y desinfección.
- Plan de control de plagas.
- Plan de control agua de abastecimiento.
- Plan de buenas prácticas de fabricación y manipulación.
- Plan de trazabilidad.
- Plan de control de proveedores.
- Plan de control de desperdicios/residuos.

A continuación, desarrollaremos uno a unos dichos planes, excepto el plan de limpieza y desinfección que vendrá desarrollado en la Unidad 11 del presente manual.

10.7.1. Plan de formación de trabajadores

La formación de los trabajadores en una empresa alimentaria es esencial para garantizar la seguridad y la calidad de los productos, así como para cumplir con las normativas vigentes y mejorar la eficiencia operativa. Un plan de formación bien estructurado no solo protege la salud de los consumidores, sino que también contribuye al desarrollo profesional de los empleados y a la competitividad de la empresa.

Las empresas son las responsables de la formación de los manipuladores de alimentos; para ello, deben desarrollar un programa de formación continuada de los mismos.

El empresario tiene la obligación de facilitar al trabajador una formación inicial al incorporarse al puesto de trabajo y, posteriormente, otra complementaria, al menos, cada cinco años que constará de una parte común y otra específica para cada actividad.

Además, es importante que cada trabajador tenga unos conocimientos y una capacitación en función del perfil de su trabajo y del sector alimentario implicado, así como una concienciación adecuada.

Esta formación se justificará con una documentación que demuestre el desarrollo y ejecución del plan de formación, expedido, bien por la empresa, si lleva a cabo ella la formación, o a través de un centro de formación autorizado que la certifique.

El primer paso en el desarrollo de un plan de formación es identificar las necesidades específicas de la empresa y de sus trabajadores. Para ello, debemos seguir una serie de pasos:

1. Evaluación de competencias actuales: se deberá realizar una evaluación inicial de las competencias que poseen nuestros empleados para poder identificar las necesidades formativas que tienen. Esto puede hacerse mediante encuestas, entrevistas y observación directa en el lugar de trabajo.

2. Análisis de puestos de trabajo: donde se recogerán las tareas y responsabilidades asociadas a cada puesto de trabajo y, con ello, se determinará qué habilidades y conocimientos son necesarios para ocupar dichos puestos.

3. Revisión de normativa: para asegurar que el plan de formación cumpla con las normativas locales, nacionales e internacionales de seguridad alimentaria y calidad.

El segundo paso en el desarrollo de este plan sería el diseño del programa de formación. Este debe ser flexible, adaptado a las necesidades específicas de la empresa y de los trabajadores, y debe incluir los siguientes componentes:

1. Contenido de la formación: desarrollando módulos de formación generales y específicos que cubran aspectos críticos como, por ejemplo:

   - Higiene personal y seguridad alimentaria.

   - Buenas prácticas de manipulación (BPM).

   - Sistema APPCC (Análisis de Peligros y Puntos de Control Críticos).

   - Manejo de equipos y tecnología.

   - Procedimientos de emergencia y gestión de crisis.

2. Métodos de formación: es decir, la metodología utilizada para la impartición de los cursos de formación en la empresa. Esta puede ser impartida, como ya hemos dicho, por expertos internos o externos (centros de formación, por ejemplo):

- Cursos presenciales.

- Formación *online*.

- Capacitaciones prácticas.

Seguidamente, deberemos implementar el plan de formación dentro de la empresa. Esto requiere una planificación cuidadosa y la asignación adecuada de los recursos necesarios. Los pasos clave incluyen:

- Calendario de formación.

- Selección de formadores.

- Infraestructura y materiales: aulas de formación, material didáctico, tecnología audiovisual, etcétera.

En el siguiente paso y para garantizar la efectividad del plan de formación, es crucial establecer mecanismos de evaluación y mejora continua:

- Evaluaciones de los participantes.

- Revisión y actualización del programa.

- Auditorías y seguimiento.

   De manera resumida, los elementos a incluir en el plan de formación son:

- Descripción del plan de formación realizado por la propia empresa. Debe contemplar los contenidos generales y específicos según el sector de actividad, metodología utilizada y el sistema de evaluación.

- Debe indicarse quién es responsable del diseño del programa, quién está previsto que imparta los distintos contenidos y acreditar los conocimientos en higiene de los alimentos y experiencia que les avala.

- Frecuencias de realización de las actividades formativas planificadas.

- Sistema de registro de las actividades realizadas (cursos o capacitaciones, fechas, asistentes, profesorado, etcétera).

A continuación, se muestra un ejemplo de tabla de registro del plan de formación de trabajadores en una empresa alimentaria en la que se recogen datos como el nombre y la identificación de cada trabajador, una relación de la formación que ha realizado, las fechas de impartición de las mismas y la duración de cada una de ellas. Este registro se completará con una copia de la titulación de todas las formaciones registradas de cada trabajador.

PLAN DE FORMACIÓN DE TRABAJADORES						R01
						FORMACIÓN
APELLIDOS Y NOMBRE	DNI	TITULACIÓN	ENTIDAD FORMADORA	FECHA	N.º HORAS FORMACIÓN	OBSERVACIONES
						En cada casilla asociada a cada trabajador se añadirán tantas formaciones como haya recibido dicho trabajador

10.7.2. Plan de mantenimiento de locales, instalaciones, equipos y utensilios

Cuando hablamos del plan de mantenimiento de locales, instalaciones y equipos nos referimos al conjunto de acciones de vigilancia y control para asegurar un correcto mantenimiento, funcionamiento y conservación de los locales, equipos, maquinaria y herramientas.

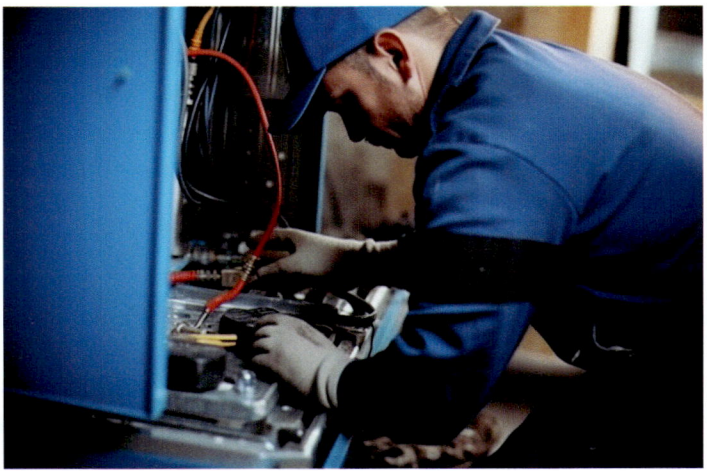

Figura 10.4. Mantenimiento de equipos en industria alimentaria.

© Ediciones Paraninfo

El objetivo de implantar un plan de mantenimiento preventivo de locales, instalaciones, equipos y utensilios es reducir al mínimo las posibles contaminaciones cruzadas originadas por las superficies que contactan con los alimentos o por la distribución de las zonas de trabajo dentro de la industria (zonas sucias y zonas limpias), además de todos los aspectos que puedan afectar a la higiene de las materias primas, los productos intermedios y los finales. También mejora la eficiencia operativa del proceso, asegura el cumplimiento de toda la normativa que le aplica y prolonga la vida útil de los equipos.

En la obtención de alimentos saludables, la construcción, el diseño y el emplazamiento de las instalaciones y los equipos influyen de forma decisiva en la seguridad de los productos finales. Los requisitos generales que deben cumplir las instalaciones, salas y equipos son los mencionados en la Unidad 11 de este manual: **Plan de limpieza y desinfección**.

Un plan de mantenimiento integral debe incluir los siguientes componentes:

- **Evaluación inicial y registro de equipos:** es esencial llevar a cabo una evaluación inicial para identificar todos los equipos e instalaciones que requieren mantenimiento. Crear un registro detallado de cada equipo, incluyendo el modelo, número de serie, fecha de adquisición y especificaciones técnicas.

- **Programación de mantenimiento preventivo:** establecer un calendario de mantenimiento preventivo basado en las recomendaciones del fabricante y la experiencia operativa. Este programa debe incluir inspecciones regulares, limpieza, lubricación y ajustes necesarios para evitar fallos inesperados.

- **Mantenimiento correctivo:** definir procedimientos claros para abordar fallos y reparaciones no planificadas. Esto incluye la identificación de problemas, el análisis de causas raíz y la implementación de soluciones eficaces para prevenir recurrencias.

- **Formación del personal:** formar al personal en técnicas de mantenimiento, uso de herramientas y equipos, y procedimientos de seguridad. La formación continua asegura que el personal esté preparado para manejar tareas de mantenimiento de manera eficiente y segura.

- **Documentación y registro:** mantener un registro detallado de todas las actividades de mantenimiento realizadas, incluyendo fechas, trabajos realizados, piezas reemplazadas y resultados de las inspecciones. La documentación es crucial para evaluar la efectividad del plan y para auditorías regulatorias.

- **Verificación:** implantar un sistema de verificación continuo para evaluar el rendimiento del plan de mantenimiento. Esto puede incluir revisiones periódicas y auditorías internas para identificar áreas de mejora.

En la siguiente tabla se recoge un ejemplo de registro de control de plan de mantenimiento en una industria alimentaria.

PLAN DE MANTENIMIENTO INSTALACIONES Y EQUIPOS				R01
				MANTENIMIENTO PREVENTIVO Y CORRECTIVO
Zona/Equipo	Fecha	Incidencia/ operación realizada	Persona o empresa responsable	Observaciones
Aquí aparecerá la instalación, el equipo, la maquinaria, el almacén, etc., donde vamos a llevar a cabo las labores de mantenimiento				

10.7.3. Plan de control de plagas

Uno de los mayores riesgos a los que se enfrenta la industria alimentaria es la presencia de plagas, en ocasiones, incluso cuando se tiene un buen plan de limpieza y desinfección o un buen plan de mantenimiento. La presencia de comida en las instalaciones hace que estos animales aparezcan en mayor medida.

Siendo los insectos y roedores las plagas más comunes dentro de la industria alimentaria, podemos encontrar también:

- **Cucarachas:** son comunes en los espacios donde se manipula comida. Se reproducen de manera rápida y suelen atraer a más cucarachas. Para prevenir su aparición, debemos ser escrupulosos con la limpieza, sin dejar restos de comida o basuras. Habitan, normalmente, en lugares húmedos, por lo que también deberemos controlar zonas como los *offices* de limpieza, los baños, las zonas traseras de la maquinaria, etcétera.

- **Insectos voladores:** hablamos de moscas, mosquitos, polillas…, que son complicadas de controlar por su facilidad de desplazamiento. Haremos especial hincapié en las zonas de puertas y ventanas con el uso de mosquiteras y en el interior con el uso de insectocutores.

- **Roedores:** ratas y ratones presentan un gran problema sanitario en la industria alimentaria, ya que son portadores de multitud de enfermedades que pueden afectar al ser humano. Haremos un control visual exhaustivo en busca de excrementos, resto de orines, huellas o cajas mordidas que nos indicarán la presencia de estos vectores. Tendremos que contar con una empresa experta que nos ayude en la eliminación de la plaga, así como de sus nidos.

- **Hormigas:** pueden ser portadoras de salmonela al igual que los roedores, por esta razón evitaremos dejar restos de comida y mantendremos una limpieza a fondo que evite su aparición, además, también contaremos con la ayuda de una empresa externa como en los casos anteriores.

- **Aves:** en especial las palomas, generan problemas muy graves en el sector alimentario. Sus excrementos, una vez secos, se pueden esparcir en forma de polvo contaminando alimentos, envases y enfermando a los trabajadores, pudiendo transmitir hasta cuarenta enfermedades distintas.

Cada empresa de la industria alimentaria deberá aplicar una serie de medidas preventivas para evitar la presencia de plagas tanto dentro como fuera de la industria:

- Cumplimiento del plan de mantenimiento de los locales, instalaciones y equipos.

- Cumplimento del plan de limpieza y desinfección.

- Cumplimento del plan de eliminación de residuos (cubos de basura cerrados y retirada de la basura de forma diaria).

- Eliminación los posibles focos de atracción (desechos, basura, suciedad, alimentos mal conservados o envasados, etcétera).

- Inspecciones visuales regulares en el exterior del local, lo que nos ayudará a evitar posibles focos de desarrollo externos que puedan afectar al interior del establecimiento.

- Instalación de barreras para insectos y roedores, como, por ejemplo, mallas antiinsectos, insectocutores, puertas cerradas con cierres ajustados, evitar la aparición de agujeros y grietas en suelos, paredes y techos, rejillas de protección en desagües, etcétera.

- Recepción y almacenamiento de los productos de manera adecuada (control visual de las materias primas, control de las condiciones de almacenamiento de los productos alimenticios...).

- Protección de alimentos con envolturas, cierres, etcétera.

Además, tendremos especial cuidado en los siguientes lugares:

- Almacenes de productos alimenticios.

- Lugares donde se generen residuos de los mismos debido a su preparación, manipulación y consumo.

- Lugares donde se generen y acumulen otros residuos orgánicos.

- Lugares donde se dé la evacuación de aguas residuales.

- Lugares donde se recojan y eliminen basuras.

- Lugares donde haya humedades o se acumule agua.

Si después de aplicar todas estas medidas preventivas todavía existe la necesidad de aplicar unas medidas correctoras debido a que la plaga es persistente, estas deberán ser aplicadas por una empresa especializada y autorizada en el control de plagas.

En el momento que una plaga se ha asentado en nuestra industria, debemos recurrir a técnicas de eliminación. Estos tratamientos no se harán solo cuando detectemos un número elevado de animales, sino que deben hacerse de manera periódica, ya que así evitaremos tratamientos más agresivos, más caros y, lo peor, menos eficaces.

Estos tratamientos suelen utilizar productos tóxicos, por lo que deberán ser aplicados y manipulados por personal especializado y autorizado para su manejo. Además, todos los productos deberán estar inscritos en el registro general de biocidas y ser aptos para su uso en la industria alimentaria.

- **Desratización:** se usan trampas o cebos con productos rodenticidas (sólidos, granulados, líquidos, parafinados, etc.). Estos cebos estarán siempre señalizados con indicaciones de peligro y bajo unas normas y protocolos de seguridad. Se van a revisar en cada visita programada, donde se anotará la presencia o no de roedores. También se pueden usar trampas mecánica o pegajosas.

- **Desinsectación:** mediante métodos activos (insectocutores) y pasivos (mosquiteras en ventanas o cortinas en puertas), además de tratamientos correctivos, como es el caso de insecticidas en aerosol o polvos, en el caso de que sea necesario.

- **Desinfección:** como ya hemos explicado, la desinfección consiste en eliminar o, al menos, reducir el número de microorganismos a niveles que no sean peligrosos para la salud mediante productos desinfectantes (químicos o no químicos).

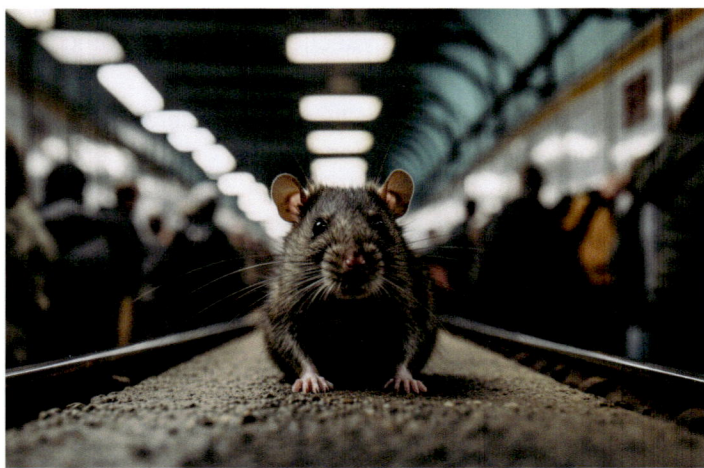

Figura 10.5. El plan de control de plagas es un punto clave en la elaboración de un APPCC.

Dentro de la industria alimentaria, es obligatorio tener implantado un plan de desinsectación y desratización como sistema preventivo frente a la aparición de plagas. Este plan debe ir a la par del plan de limpieza y desinfección, ya que una mala limpieza y la acumulación de suciedad en la industria van a favorecer la aparición de insectos y roedores que son las plagas más comunes dentro de la industria alimentaria.

© Ediciones Paraninfo

Se deben implementar medidas para impedir la presencia de este tipo de animales y eliminar a los que puedan acceder a estas áreas de manipulación de alimentos. Esto es lo que se conoce como el **plan de control de plagas** o **plan de desratización y desinsectación.**

El control de este plan tiene que llevarlo a cabo una empresa autorizada externa que, de manera periódica, visitará la industria, hará un control visual seguido de otro más exhaustivo donde personal cualificado aplicará los tratamientos necesarios contra insectos y roedores. Además, los responsables de calidad y el resto de trabajadores de la industria tendrán la responsabilidad de observar tanto almacenes como zonas de producción y alrededores de la fábrica y avisar a la empresa autorizada en el caso de que detecten la presencia de alguna plaga.

La creación de un plan de control de plagas necesita de un estudio anterior al que denominamos diagnóstico de situación. En él se realiza un estudio de la situación de la empresa, cuál es su actividad, en qué situación están sus instalaciones y cómo se encuentra su entorno, esto permite a la empresa autorizada evaluar los riesgos de plagas potenciales y las especies presentes en el entorno.

Una vez que se ha elaborado el diagnóstico se hará una descripción del plan, donde se van a indicar de manera documental los controles y las medidas que se van a adoptar dentro del mismo. El plan deberá recoger:

- Contrato con la empresa que ejecuta el plan de control de plagas.

- Inscripción en el Registro Oficial de Establecimientos y Servicios de Plaguicidas (ROESP).

- Carné de aplicador de las personas responsables de los tratamientos.

- Acciones preventivas a aplicar (barreras físicas, rejillas, mosquiteras, mantenimiento de instalaciones, etcétera).

- Equipos y productos que se van a utilizar y cómo se van a aplicar (ultrasonidos, insectocutores y productos químicos autorizados con sus fichas técnicas).

- Plano de ubicación de cebos e insectocutores.

- Periodicidad con que se deben realizar los tratamientos, la sustitución de los cebos y los tratamientos integrales.

- Plazo de seguridad que se debe respetar cuando se realice un tratamiento integral.

- Criterios de evaluación de la aplicación.

- Tipo de vigilancia, frecuencia, puntos de localización y responsable de su realización.

- Sistema de registro de las actividades realizadas (certificado de tratamiento y verificación) y de las medidas correctoras.

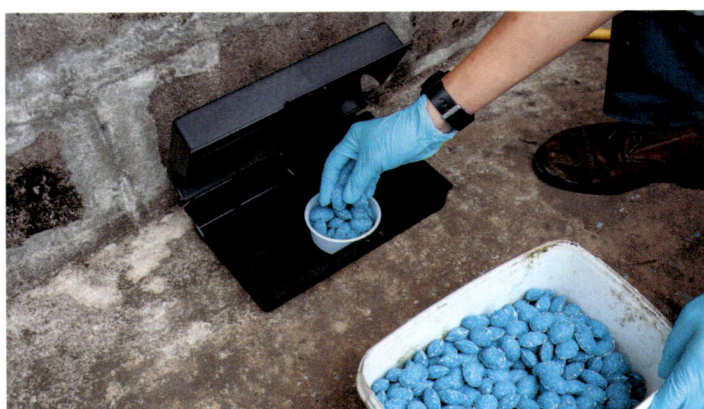

Figura 10.6. Trampa para roedores.

Parte de esta documentación es aportada por la empresa encargada de llevar a cabo el plan de control de plagas y será archivada por la empresa responsable del comedor escolar.

La empresa alimentaria puede crear un registro donde se recojan los controles visuales hechos por la empresa alimentaria. En el caso de los insectos, se controlará la cantidad de los mismos aparecida en los insectocutores que hay repartidos por toda la industria (su ubicación aparece en el plano de ubicación de cebos). En el caso del control de la presencia de cucarachas, se observará la presencia o no de las mismas sobre todo en la zona de producción y en los almacenes. Para detectar la presencia de roedores, aunque no se les vea directamente, sí se pueden detectar indicios de su presencia, como huellas o heces.

Un ejemplo de dicho registro aparece en la tabla siguiente:

VERIFICACIÓN PLAGAS							R02	
							CONTROL DE PLAGAS	
MES		**SEMANA 1**		**SEMANA 2**		**SEMANA 3**	**SEMANA 4**	
Aparición excrementos	Fecha		Fecha		Fecha		Fecha	
	Resultado		Resultado		Resultado		Resultado	
Aparición madrigueras	Fecha		Fecha		Fecha		Fecha	
	Resultado		Resultado		Resultado		Resultado	
Aparición roeduras	Fecha		Fecha		Fecha		Fecha	
	Resultado		Resultado		Resultado		Resultado	
Aparición huellas	Fecha		Fecha		Fecha		Fecha	
	Resultado		Resultado		Resultado		Resultado	

VERIFICACIÓN PLAGAS				R02	
				CONTROL DE PLAGAS	
MES	SEMANA 1	SEMANA 2	SEMANA 3	SEMANA 4	
Aparición sendas	Fecha		Fecha		Fecha		Fecha	
	Resultado		Resultado		Resultado		Resultado	
Insectocutor 1	Fecha		Fecha		Fecha		Fecha	
	Resultado		Resultado		Resultado		Resultado	
Insectocutor 2	Fecha		Fecha		Fecha		Fecha	
	Resultado		Resultado		Resultado		Resultado	
Cucarachas	Fecha		Fecha		Fecha		Fecha	
	Resultado		Resultado		Resultado		Resultado	
Responsable					
Medidas correctoras/ observaciones	En la casilla «Resultado» rellenar con un signo + si el resultado ha sido positivo y con un signo − si ha sido negativo.				

ACTIVIDAD

Te has percatado de la presencia de cucarachas y restos de roedores en las instalaciones de la industria alimentaria donde trabajas. Diseña un plan sencillo de control de plagas, considerando las medidas preventivas y correctivas necesarias para garantizar la salubridad de los alimentos y la seguridad de los trabajadores.

10.7.4. Plan de control agua de abastecimiento

El abastecimiento de agua de una empresa alimentaria debe garantizar que el origen y las instalaciones de suministro interno son los adecuados y que el agua utilizada en los establecimientos alimentarios es potable y no está contaminada.

Este plan está formado por todas las actividades orientadas a garantizar la salubridad del agua que se utiliza en el establecimiento. Todas las actuaciones deben estar dirigidas a cumplir el Real Decreto 3/2023, de 10 de enero, por el que se establecen los criterios técnico-sanitarios de la calidad del agua de consumo, su control y suministro y de manera concreta su capítulo VI, donde se habla de la calidad del agua en la empresa alimentaria, con instalaciones adecuadas para su almacenamiento, distribución y control de temperatura, a fin de asegurar la inocuidad y la idoneidad de los alimentos, ya que el agua empleada en una industria alimentaria puede suponer una importante fuente de contaminación, dando origen a problemas no solo sanitarios, sino también tecnológicos.

Los usos del agua en la industria alimentaria son muy variados, usándose principalmente para operaciones de limpieza y desinfección de equipos y utensilios, para higiene del personal o como ingrediente en la elaboración de los diferentes alimentos.

Los suministros de agua, es decir, la captación de agua que hace la empresa alimentaria puede ser:

a) El agua se capta directamente de una red pública o privada de distribución.

b) El agua se capta de una red pública o privada y que cuenta con depósito intermedio antes del punto de cumplimiento (punto donde se toma el agua).

c) Empresa que capta el agua de una fuente propia de agua.

Como regla general en la industria alimentaria, la procedencia del agua utilizada es de la red pública por encontrarse, normalmente, cerca de los núcleos urbanos. En ocasiones con depósito intermedio, en ocasiones sin él, dependiendo normalmente del tamaño de la empresa.

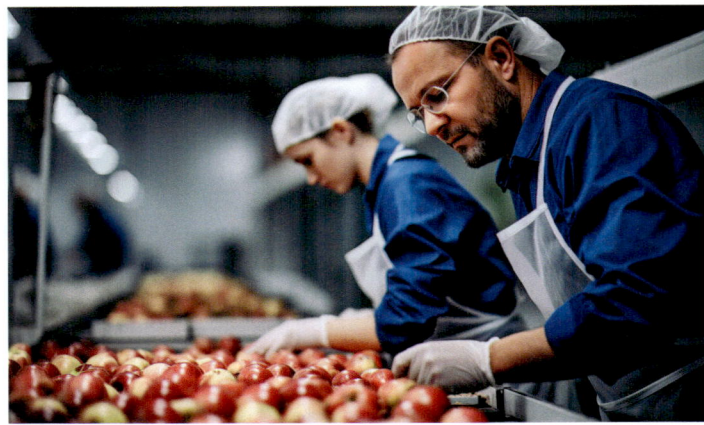

Figura 10.7. Uno de los usos del agua en industria alimentaria es para el lavado de materias primas.

Respecto al agua procedente de la red, debe ser el municipio o la empresa suministradora quien se encargue de garantizar la potabilidad de la misma; pese a ello, la empresa deberá controlar de forma periódica el nivel de cloración de las aguas.

Las empresas alimentarias deben ser consideradas como consumidores que cuentan con una «instalación interior» y, como tales, tienen derecho a recibir el agua por parte del gestor del abastecimiento en perfecto estado sanitario, así como a ser informadas de cualquier incidencia o excepción que se produzca en su calidad. Por otra parte, las industrias alimentarias son responsables no solo de los tratamientos que le den al agua, sino de las adecuadas condiciones de su «instalación interior», de manera que no modifiquen las condiciones de potabilidad del agua suministrada.

En relación al control del agua, se realizarán análisis siempre al inicio de la actividad o cuando se modifiquen las instalaciones dentro de la empresa, tanto para los parámetros físico-químicos como microbiológicos, según el Real Decreto 3/2023, de 10 de enero, por el que se establecen los criterios técnico-sanitarios de la calidad del agua de consumo, su control y suministro.

Todo laboratorio que realice alguna determinación en los controles previstos en el artículo 13 del citado real decreto debe estar dado de alta en SINAC (Sistema de Información Nacional de Agua de Consumo).

El análisis de control básico comprende los siguientes parámetros:

ANÁLISIS DE CONTROL (puntos de salida)	
Olor	Sabor
Turbidez	Color
Conductividad	pH
Amonio	*Escherichia coli*
Coliformes	*Clostridium perfringens*
Cobre	Cloro residual (libre o combinado)

Una vez visto todo lo anterior, podemos concluir que este plan debe incluir como mínimo los siguientes registros y documentos:

■ Una descripción de cuál es la fuente de suministro y de los diferentes usos del agua en la empresa.

■ Descripción, en el caso de que exista, del suministro de agua no potable.

■ Descripción de los tratamientos a los que se somete el agua (si los hubiera).

■ Plano del sistema de abastecimiento con sus elementos claramente identificados.

■ Contrato de abastecimiento, ya sea con la red general de abastecimiento, o bien con la empresa externa.

■ Autorización de uso de depósitos intermedios, cuando proceda.

■ Descripción de los procedimientos del plan de limpieza, desinfección y mantenimiento de los elementos propios del sistema de abastecimiento.

■ Descripción del programa de control analítico del agua, que incluye la fecha del control, el punto de toma de muestras, los boletines de resultados analíticos y registros de determinaciones *in situ*, responsable, incidencias y acciones correctoras.

La siguiente tabla, puede ser un ejemplo de registro del control diario de cloro que deberá realizarse en la industria alimentaria:

REGISTRO CONTROL DE CLORO					R01
FECHA	PUNTO DE CLORO	NIVEL DE CLORO	ACCIÓN CORRECTORA	OBSERVACIONES	RESPONSABLE
	Anotaremos los diferentes puntos de muestreo que deben existir en cada empresa alimentaria		En el caso de que el nivel de cloro supere los valores permitidos, anotaremos cuáles han sido las acciones correctoras para darle solución		

10.7.5. Plan de buenas prácticas de fabricación y manipulación

La producción de alimentos seguros, inocuos y de alta calidad es una de las principales responsabilidades de la industria alimentaria. Para cumplir con ella, se deben seguir unas prácticas correctas de higiene en todas las fases del proceso de elaboración del producto alimenticio. Estas prácticas no solo aseguran la inocuidad de los alimentos, sino que, además, contribuyen a la eficiencia y sostenibilidad del proceso de producción.

A continuación, detallamos las prácticas correctas de higiene en cada una de las fases del proceso de elaboración de un producto alimenticio. Toda esta documentación quedará recogida en el plan de buenas prácticas de higiene de nuestro APPCC que constará de instrucciones y procedimientos de trabajo y de los registros derivados del mismo, de los cuales daremos un ejemplo al final de este subapartado 10.7.5.

1. Recepción de materia prima

Con la recepción de materias primas comienza el proceso de elaboración de un producto alimenticio, por lo que esta etapa es determinante para asegurar que los ingredientes utilizados en la elaboración sean seguros y de alta calidad. Las prácticas correctas de higiene en esta fase incluyen:

- **Inspección visual y documental:** cuando recibimos la materia prima, el primer paso debería ser realizar una inspección visual para verificar su estado, su frescura y su apariencia. También deberemos cerciorarnos de que la materia prima no es transportada con otros alimentos o materiales que la puedan contaminar. Además, deberemos revisar la documentación que acompaña a las materias primas, como certificados de calidad, hojas de especificaciones y registros de transporte, y dejar todo registrado.

- **Control de contaminantes:** es esencial verificar la ausencia de contaminantes físicos, químicos y biológicos. Esto puede incluir pruebas rápidas para detectar residuos de pesticidas, metales pesados y patógenos. Otra forma de control de contaminantes es la recepción junto a la materia prima de un análisis microbiológico realizado por el proveedor antes del envío.

- **Condiciones de transporte:** la materia prima debe llegar en condiciones adecuadas, lo que implica verificar que los vehículos de transporte estén limpios y en buen estado, y que las temperaturas de transporte se hayan mantenido dentro de los límites adecuados para cada tipo de producto (temperatura ambiente, temperatura de refrigeración o temperatura de congelación).

2. Almacenamiento

El almacenamiento adecuado de las materias primas es básico para mantener su calidad e inocuidad hasta el momento de su uso. Las prácticas correctas de higiene en el almacenamiento van a depender de si el almacenamiento es a temperatura regulada o no.

- **Almacenamiento a temperatura regulada:**
  - **Control de temperatura:** los productos perecederos, como carnes, productos lácteos y vegetales frescos, deben almacenarse en cámaras frigoríficas o congeladores que mantengan temperaturas específicas para cada tipo de producto. La temperatura debe ser controlada y registrada de manera constante.
  - **Higiene de las cámaras frigoríficas:** para prevenir la proliferación de microorganismos las cámaras frigoríficas deberán limpiarse y desinfectarse de manera regular. Es muy importante evitar la acumulación de hielo en cámaras de congelación y refrigeración, ya que este puede albergar bacterias.
  - **Rotación de *stock*:** para prevenir el deterioro de los productos, se debe implementar la política FIFO (*First In, First Out,* o 'lo primero que entra es lo primero que sale'), asegurando que los productos más antiguos se utilicen primero. Tanto en temperatura regulada como en temperatura ambiente.

- **Almacenamiento a temperatura ambiente:**
  - **Limpieza:** las áreas de almacenamiento a temperatura ambiente deben mantenerse limpias y secas para prevenir las contaminaciones y la aparición de zonas húmedas donde pueden proliferar plagas y mohos.

— **Ventilación:** una buena ventilación es esencial para evitar la acumulación de humedad y mantener la calidad de productos secos como granos, harinas y conservas.

— **Control de plagas:** es importante aplicar medidas de control de plagas, como trampas y barreras físicas, y realizar inspecciones regulares para detectar y eliminar plagas potenciales, tal y como se recoge en el plan de control de plagas del plan APPCC de las empresas.

3. Preparación de materias primas

Cuando hablamos de la preparación de las materias primas, nos referimos a las acciones de limpieza, corte y pretratamiento de los ingredientes antes de su procesamiento. Las prácticas correctas de higiene en esta fase incluyen:

- **Limpieza y desinfección**: utensilios, equipos y superficies de trabajo deben limpiarse y desinfectarse antes y después de su uso. Además, los ingredientes también deben lavarse adecuadamente para eliminar contaminantes superficiales.

- **Uso de equipos:** los equipos y utensilios utilizados deben estar hechos de materiales aprobados para estar en contacto con alimentos y deben ser fáciles de limpiar y desinfectar. Además, deberán estar calibrados en el caso de ser necesario.

- **Higiene del personal:** los trabajadores utilizarán la ropa de trabajo adecuada, se lavarán las manos de manera frecuente y seguirán procedimientos estrictos de higiene personal para prevenir la contaminación cruzada.

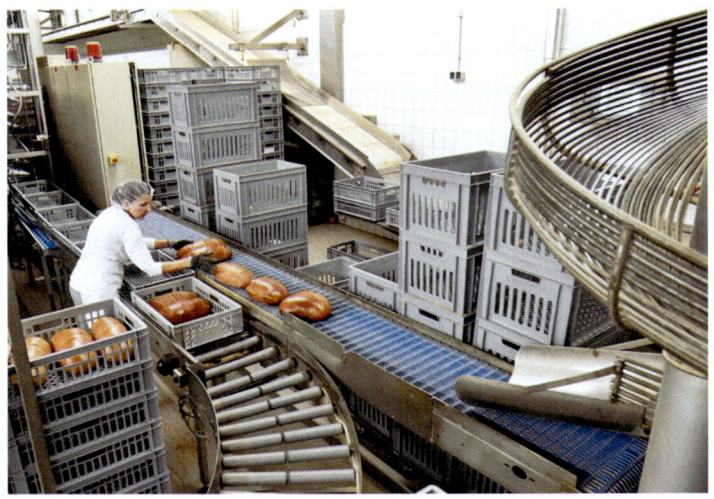

Figura 10.8. Elaboración de productos en la industria alimentaria.

4. Elaboración

La fase de elaboración es el momento en que las materias primas se transforman en productos finales a través de procesos tales como la cocción, el mezclado o la fermentación. Las prácticas correctas de higiene en esta fase incluyen:

- **Control de procesos:** cada empresa tiene unos procesos de elaboración estandarizados que se deberán seguir para asegurar que las condiciones de temperatura, tiempo y otros parámetros se mantengan dentro de los límites seguros y que, por tanto, no se da ningún tipo de contaminación.

- **Enfriamiento seguro:** en el caso de productos que requieran enfriamiento rápido después de la cocción, es muy importante enfriarlos para prevenir el crecimiento bacteriano. Esto puede lograrse mediante el uso de abatidores industriales.

- **Prevención de la contaminación cruzada:** se deben tomar medidas para evitar la contaminación cruzada entre ingredientes crudos y cocidos. Esto incluye el uso de áreas de trabajo separadas al igual que utensilios específicos para cada tipo de producto.

5. Envasado

Cuando se envasa un producto este se está protegiendo de la contaminación y el deterioro durante las fases de almacenamiento, transporte y distribución. Las prácticas correctas de higiene en esta fase incluyen:

- **Materiales de envasado:** se deben utilizar materiales de envasado aprobados para contacto con alimentos, que sean resistentes y protejan adecuadamente el producto.

- **Higiene del área de envasado:** las áreas de envasado deben mantenerse limpias y desinfectadas, con controles estrictos para prevenir la entrada de contaminantes.

- **Sellado:** debemos asegurarnos de que los envases están sellados correctamente asegurando así su integridad y previniendo la entrada de contaminantes. Para ello, se hará un control visual del sellado de los productos finales.

6. Transporte y distribución

El transporte y la distribución de productos alimenticios son fases críticas para mantener la calidad y seguridad hasta que los productos lleguen al consumidor final. Las prácticas correctas de higiene en esta fase incluyen:

- **Condiciones de transporte:** al igual que en la recepción de las materias primas, los vehículos de transporte deben estar limpios y, en el caso de productos perecederos, deben estar equipados con sistemas de refrigeración que mantengan las temperaturas adecuadas.

- **Protección durante el transporte:** los productos deben estar adecuadamente protegidos durante el transporte para evitar daños físicos y contaminación. Esto incluye el uso de embalajes adecuados y la organización correcta de los productos dentro del vehículo.

- **Tiempos de transporte controlados:** es importante reducir los tiempos de transporte para reducir el riesgo de deterioro y asegurar que los productos lleguen frescos a su destino.

CONTROL DE TEMPERATURA EN CÁMARAS DE REFRIGERACIÓN Y CONGELACIÓN

EMPRESA

MES/AÑO

Nota: Las temperaturas se tomarán dos veces al día. Por la mañana al inicio de la jornada y durante la jornada de la tarde.

	1		2		3		4		5		6		7		8		9		10		11		12		13		14		15		16		17		18		19		20		21		22		23		24		25		26		27		28		29		30		31	
	M	T	M	T	M	T	M	T	M	T	M	T	M	T	M	T	M	T	M	T	M	T	M	T	M	T	M	T	M	T	M	T	M	T	M	T	M	T	M	T	M	T	M	T	M	T	M	T	M	T	M	T	M	T	M	T	M	T	M	T	M	T
CÁMARA 1																																																																		
CÁMARA 2																																																																		
CÁMARA 3																																																																		
CÁMARA 4																																																																		
CÁMARA 5																																																																		
RESPON- SABLE																																																																		
OBSERVA- CIONES																																																																		

TEMPERATURAS DE REFERENCIA: MÁXIMO DE 4 °C EN CÁMARAS DE REFRIGERACIÓN Y MÁXIMO DE -18 °C EN CÁMARAS DE CONGELACIÓN

En relación al tema de la higiene del personal dentro de la industria alimertaria, toda la información necesaria se encuertra en la **Unidad 4. Medidas de higiene personal y hábitos correctos** de este manual.

La siguiente tabla es un ejemplo de registro de control de las normas de buenas prácticas de elaboración y manipulación de los trabajadores donde podremos controlar el nivel de implicación y comprensión de dichas normas, es decir, si los trabajadores cumplen con la normativa expuesta en este manual.

PLAN DE BUENAS PRÁCTICAS DE ELABORACIÓN Y MANIPULACIÓN				R01 MANIPULADORES DE ALIMENTOS
NORMA BPEM	**NOMBRE TRABAJADOR/A**	**APTO**	**NO APTO**	**MEDIDA CORRECTORA**
Correcto lavado de manos				
La ropa es de uso exclusivo y está limpia				
Pelo limpio y recogido correctamente				
Aseo personal				En el caso de que el trabajador haya sido «no apto» en relación a las BPEM, en esta casilla se reflejarán las medidas correctoras adoptadas para que el trabajador pase de «no apto» a «apto».
Uso de maquillaje/ uñas pintadas/uñas postizas, etc.				
Uso de anillos, pendientes o joyas en general				
Heridas cubiertas de manera correcta				
Come o fuma en el puesto de trabajo				
Comunica enfermedad en el caso de padecerla				
FECHA		**RESPONSABLE**		
OBSERVACIONES				

10.7.6. Plan de trazabilidad

La trazabilidad en una empresa alimentaria es un proceso fundamental para garantizar la seguridad y calidad de los productos. Permite rastrear y seguir el recorrido de los alimentos a lo largo de toda la cadena de suministro, desde el origen de los ingredientes hasta el producto final. Este seguimiento detallado es esencial no solo para cumplir con las normativas regulatorias, sino también para asegurar la confianza del consumidor, gestionar de manera eficiente las retiradas de productos si es necesario y mejorar los procesos internos.

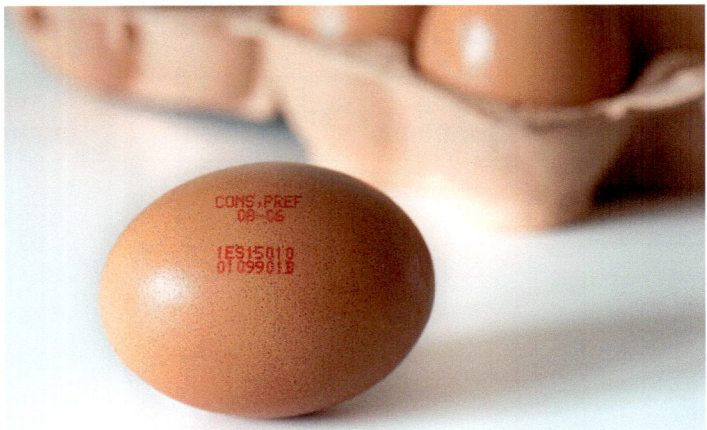

Figura 10.9. Trazabilidad en huevos.

La trazabilidad es crucial en la industria alimentaria por varias razones:

En cuanto a la seguridad alimentaria, nos permite identificar rápidamente la fuente de cualquier problema de contaminación o calidad, minimizando el riesgo para los consumidores.

En lo referido a la legislación vigente, muchas normativas requieren sistemas de trazabilidad para asegurar que las empresas puedan rastrear sus productos de manera efectiva.

En el caso de una retirada de un producto del mercado, un sistema de trazabilidad eficiente permite identificar y retirar rápidamente los productos afectados, reduciendo el impacto en la salud pública y en la reputación de la empresa.

Los consumidores están cada vez más interesados en conocer el origen de sus alimentos. La trazabilidad transparente puede mejorar la confianza y, por tanto, la lealtad hacia la marca.

Un plan de trazabilidad eficaz incluye varios componentes:

- Cada producto y materia prima debe tener una identificación única. Esto puede incluir códigos de barras, etiquetas RFID o números de lote.

- Se deben tener registros detallados de cada etapa del proceso de producción, incluyendo la recepción de materias primas, procesamiento, empaquetado y distribución. La información debe ser precisa y estar disponible en tiempo real.

- Se utilizarán sistemas de gestión de la información que integren todos los datos de trazabilidad y permitan un acceso rápido y eficaz a la información.

- Se tiene que asegurar que todo el personal involucrado en el proceso de trazabilidad esté formado en los procedimientos y herramientas utilizados para garantizar la precisión y eficiencia del sistema.

- Es importante realizar auditorías periódicas y evaluaciones del sistema de trazabilidad para identificar áreas de mejora y asegurar el cumplimiento continuo de los estándares establecidos.

La implantación de un plan de trazabilidad en una industria alimentaria debe ser organizada, comenzando con una evaluación de las necesidades de trazabilidad de la empresa creando un plan detallado que incluya objetivos, recursos y un cronograma de implantación todo ello haciendo uso de las tecnologías adecuadas (escáneres, *software*, etc.). Se deberán establecer procedimientos claros en cada etapa (recepción de materia prima, procesos de elaboración, almacenamiento, etc.). Y todo ello partiendo de una buena formación del personal encargado de llevar a cabo el plan de trazabilidad.

Para facilitar la aplicación de todo lo anterior, un plan de trazabilidad en una empresa alimentaria se organiza en varios niveles que aseguran un seguimiento completo y detallado de los productos a lo largo de la cadena de suministro. Estos niveles permiten rastrear cada etapa del proceso, desde la recepción de materias primas hasta la distribución del producto final.

1. Trazabilidad interna

a) Recepción de materias primas

Este nivel se centra en el registro y control de las materias primas que entran a la empresa. Cada lote de materia prima debe ser identificado y registrado con detalles como:

— Nombre del proveedor.

— Fecha de recepción.

— Número de lote.

— Certificados de calidad y origen.

Un ejemplo de este tipo de trazabilidad se daría en la fábrica de jamón cocido del ejemplo que registra la recepción de jamón fresco refrigerado, anotando el proveedor, la fecha de entrega y los certificados de calidad del lote.

R01 RECEPCIÓN DE MMPP

RESPONSABLE

PLAN DE TRAZABILIDAD

Fecha recepción	Producto	Cantidad	N.º lote	Fecha consumo preferente	Proveedor	Temperatura		Higiene vehículo		Características organolépticas	Etiquetado	N.º lote interno
						Apto	No apto	Apto	No apto			

b) Procesado de la materia prima

Durante el procesado y la producción, se debe seguir el recorrido de las materias primas a medida que se transforman en productos finales. Esto incluye:

— Registro de cada etapa del proceso (lavado, corte, cocción, envasado).

— Control de parámetros críticos (temperaturas, tiempos de cocción).

— Identificación de lotes de productos intermedios y finales.

Por ejemplo, en nuestra planta de fabricación de jamón cocido en lonchas, cada lote de carne que pasa por el proceso de cocción se registra con detalles sobre las temperaturas y tiempos de cocción, asegurando que se cumplan los estándares de seguridad alimentaria.

PLAN DE TRAZABILIDAD			R02 PARTE DE PRODUCCIÓN	
Producto			Fecha	
Cantidad			Lote producción	
Materias primas		Cantidad		
Observaciones				
Responsables del proceso				

c) Almacenamiento

— Este nivel implica el control y registro de los productos almacenados antes de su distribución. Es importante mantener:

— Un inventario actualizado y el uso del sistema FIFO de almacenamiento.

— Condiciones de almacenamiento (temperatura, humedad, etcétera).

— Identificación clara de lotes.

2. Trazabilidad externa

a) Distribución y logística

— En este punto, se hace un seguimiento de los productos desde el momento en que salen de la planta hasta que llegan a los distribuidores o puntos de venta e incluye:

— Registro de salidas de productos.

— Información de transporte (empresa transportadora, condiciones de transporte).

— Destino y receptor de los productos.

b) Proveedores

La trazabilidad externa también abarca la relación con los proveedores de materias primas como veremos en el siguiente punto del tema. Es fundamental:

— Mantener registros de los proveedores.

— Verificar y documentar la calidad de las materias primas recibidas.

— Establecer acuerdos de trazabilidad con los proveedores para asegurar el seguimiento de los lotes desde el origen.

3. Trazabilidad del producto final

a) Etiquetado

Cada producto final debe estar claramente identificado para facilitar su rastreo. Esta identificación incluye:

— Etiquetas con códigos de barras o QR.

— Información del lote, fecha de producción y fecha de caducidad.

— Detalles sobre los ingredientes y alérgenos.

Un ejemplo de este tipo de trazabilidad sería un fabricante de galletas que coloca etiquetas con códigos QR en cada paquete, permitiendo a los consumidores y a la empresa rastrear el origen de los ingredientes y la fecha de producción.

ACTIVIDAD

Investiga en internet el significado de los números grabados en los huevos de gallina que compras en el supermercado y escribe un breve resumen explicando qué representan. ¿De qué tipo de trazabilidad crees que se trata?

b) Retirada del mercado

En caso de detectar un problema de seguridad o calidad, la empresa debe estar preparada para retirar los productos afectados del mercado. Por lo que debe ser capaz de tener:

— Procedimientos claros para la identificación y localización de los productos afectados.

— Comunicación efectiva con distribuidores y consumidores.

— Registros detallados para facilitar una retirada del producto eficaz.

ACTIVIDAD

Busca información en internet sobre diferentes alertas alimentarias, elige una, plantea una serie de datos como las tiendas donde se ha distribuido ese producto, número de lote, fechas de envío, etc., y crea un procedimiento de retirada del producto que incluya los siguientes pasos:

- Identificación de los lotes afectados.
- Comunicación a los distribuidores y tiendas.
- Recogida de los productos afectados.
- Registro de los productos retirados y disposición segura.

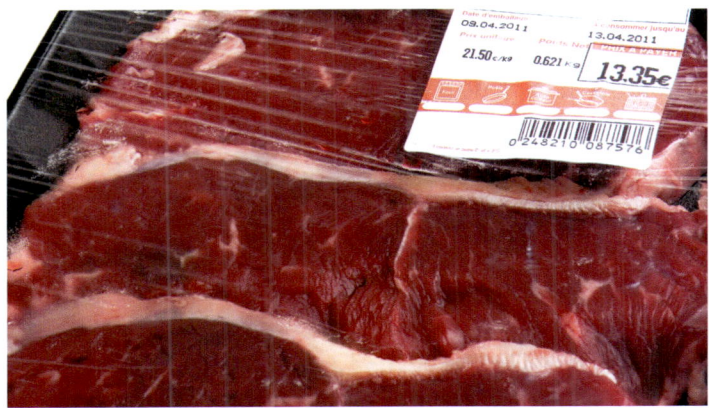

Figura 10.10. Cada producto final debe estar claramente identificado para facilitar su rastreo.

10.7.7. Plan de control de proveedores

Una gestión de proveedores eficiente es esencial para el éxito de cualquier empresa alimentaria. Los proveedores son la fuente de las materias primas que determinan la calidad del producto final en cada empresa alimentaria. Un plan de proveedores que esté bien estructurado nos va a asegurar que nuestros productos tienen la calidad necesaria y son seguros para los consumidores, además de que habrá una reducción de costes y de riesgos, siendo una empresa más eficiente y sostenible, y cumplirá con la normativa sanitaria vigente:

- **Calidad del producto:** la calidad de los productos finales depende directamente de la calidad de las materias primas suministradas. Un buen plan de proveedores garantiza que solo se utilicen productos de alta calidad.

- **Cumplimiento normativo:** las regulaciones sanitarias en la industria alimentaria son estrictas. Un plan de proveedores asegura que todos los suministros cumplan con los estándares legales y de seguridad alimentaria.

- **Consistencia y sostenibilidad:** mantener relaciones sólidas con proveedores confiables asegura la consistencia en el suministro de materias primas y contribuye a la sostenibilidad de las operaciones.

- **Gestión de riesgos:** un plan de proveedores bien gestionado ayuda a identificar y mitigar riesgos asociados con la cadena de suministro, tales como interrupciones, fluctuaciones de precios y problemas de calidad.

Como ya hemos dicho, este plan tiene como objetivo evitar que las materias primas que lleguen a la empresa, así como otros ingredientes adquiridos o material auxiliar, lo hagan en mal estado y, por tanto, supongan un peligro para la seguridad de los productos de la empresa.

Con este plan se va a asegurar la compra de materias primas y otros ingredientes, así como de material auxiliar, a proveedores autorizados, lo que incluye que recibamos todos esos productos en envases adecuados y que su transporte se haya hecho en condiciones idóneas.

En el proceso de homologación de proveedores deben participar representantes de los departamentos de la empresa que trabajen con ellos, es decir, deberá haber una representación de, al menos los siguientes departamentos: compras, calidad, producción y almacén, entre otros. La homologación de proveedores no obliga a las empresas a comprar de manera obligatoria los productos de dicho proveedor: significa que la empresa puede comprarlos con la confianza y la seguridad de que son seguros. La condición mínima que se exige a todos los proveedores es que dispongan de un número de registro general sanitario de alimentos.

Una vez homologado el proveedor, debemos asegurarnos de que los acuerdos a los que se llegó inicialmente se mantienen a lo largo del tiempo. Para ello, nuestros proveedores pasarán una evaluación continuada que nos asegure que cumplen con los requisitos establecidos de forma permanente.

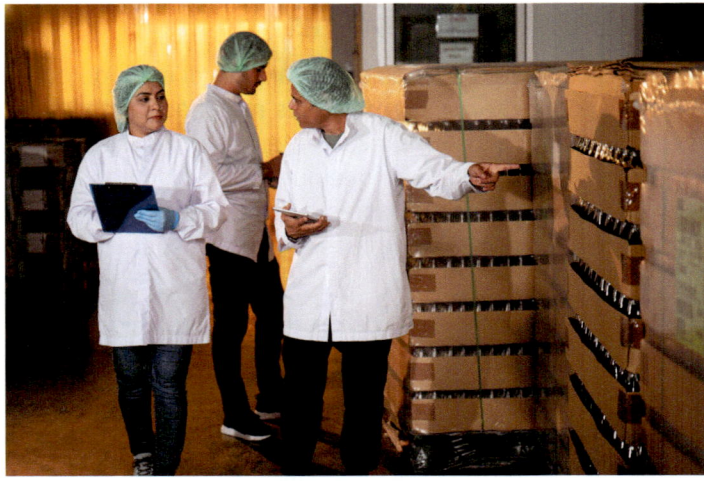

Figura 10.11. Las empresas alimentarias deben homologar a sus proveedores.

Por tanto, deberemos incuir en este plan:

- Un listado actualizado de los proveedores, donde aparezca su nombre, sus datos de contacto, los productos autorizados y la valoración que hemos hecho de este proveedor.

- Una hoja de control de las materias primas, otros ingredientes y material auxiliar donde recojamos la fecha de recepción, el código que le hemos adjudicado, el resultado del control de recepción, descripción de la incidencia si existiese, medidas correctoras aplicadas y responsable.

- Un registro de verificación, donde anotaremos el plan al que pertenece (plan de proveedores), persona responsable de la comprobación, resultado de esa comprobación, descripción de incidencias, acciones correctoras si las hubiese, persona responsable de llevar a cabo esas acciones correctoras.

- Una relación de los servicios subcontratados como limpieza, transporte, distribución, etcétera.

ACTIVIDAD

En grupos, imaginad que cada componente del mismo forma parte de un departamento diferente de la empresa alimentaria dedicada a la elaboración del jamón cocido en lonchas del ejemplo y que, entre todos, tenéis que homologar al proveedor de los jamones con los que elaboráis vuestro productos.

¿Qué criterios de evaluación consideráis más importantes para homologar a un proveedor?

Si tuvieseis que homologar al proveedor de envases, ¿seguiríais los mismos criterios de homologación?

10.7.8. Plan de control de desperdicios

Todos los procesos de elaboración que se llevan a cabo en una industria alimentaria generan una serie de residuos que deben ser eliminados. La creación de un plan de control de residuos o desperdicios tiene como objetivo principal eliminar los mismos de manera rápida y controlada, para que estos no sean un foco de contaminación de los alimentos o del medio ambiente que los rodea ni faciliten la aparición de plagas dentro de la empresa.

En la industria alimentaria se generan, básicamente, cuatro tipos de residuos dependiendo del tipo de industria con la que nos encontremos.

- Residuos sólidos urbanos (RSU).

- Aguas residuales.

- Subproductos animales no destinados a consumo humano (SANDACH).
- Aceites usados.

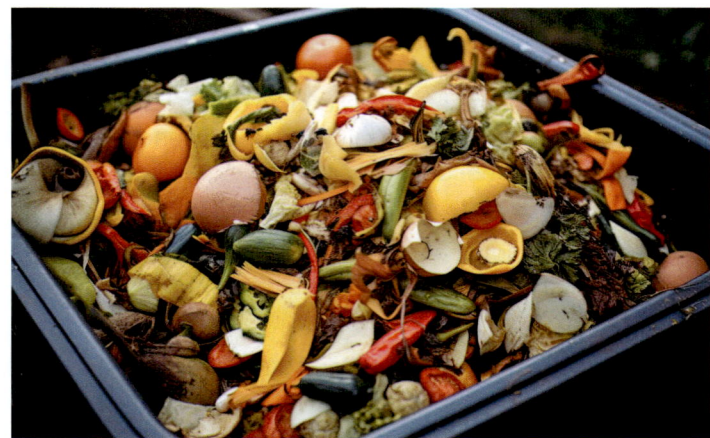

Figura 10.12. Desperdicios orgánicos.

En el siguiente cuadro, vemos qué es exactamente cada tipo de residuo de los que hemos hablado y cómo se eliminarían:

TIPO DE RESIDUO		RECOGIDA/ELIMINACIÓN
RSU	Cartón, plástico, vidrio, restos de alimentos procedentes de las diferentes elaboraciones, etcétera.	La empresa de residuos municipal es la encargada de su retirada. Se debe contribuir a su reciclado en contenedores específicos.
AGUAS RESIDUALES	Resultante de procesos industriales o de las operaciones de limpieza y desinfección.	Eliminadas a través de la red de saneamiento público, ya que su grado de contaminación no es elevado. En el caso de que sí lo sea (industria láctea, destilerías, mataderos, etc.), antes de ser eliminadas las aguas deben ser tratadas.
SANDACH	Huesos, piel, espinas, despojos, etcétera.	Retirada a través de un gestor autorizado.
ACEITES USADOS	Procedentes de churrerías, cocinas, pastelerías, freidurías, etcétera.	Retirada a través de un gestor autorizado.

En cuanto a los residuos sólidos urbanos, estos deberán almacenarse en zonas que eviten la contaminación del resto de alimentos. Los cubos utilizados serán de accionamiento no manual, estancos y de limpieza y desinfección fácil.

Es recomendable el uso de bolsas de basura para facilitar la retirada, además, también se recomienda contar con un espacio independiente y refrigerado para el almacenamiento de estas basuras antes de su retirada diaria definitiva.

Como hemos dicho, la retirada de este tipo de residuos será diaria o siempre que los contenedores estén llenos, evitando que esta eliminación comparta espacio con las zonas de manipulación de alimentos. En caso de que la retirada deba hacerse de manera obligatoria por la zona de manipulación de alimentos porque no se cuente con una salida específica para la eliminación, se procederá a la retirada en los momentos de la jornada en los que no haya alimentos expuestos, ya que, como sabemos, las corrientes de aire pueden facilitar el movimiento de microorganismos de zonas sucias (zonas de basuras) a zonas limpias (zonas de manipulación), por lo que es importante crear rutas de salida de basuras, que quedarán reflejadas en un plano, en el que nos cercioraremos de que estas rutas se cruzan lo menos posible con las rutas de, por ejemplo, movimiento de personal, movimiento de materias primas o de producto final.

En el caso de las aguas residuales, como ya sabemos, estas se encuentran presente en una gran cantidad de procesos dentro de la industria alimentaria, como puede ser la limpieza y desinfección, o formando parte de los ingredientes del producto que se va a elaborar.

El agua que se utiliza en industria alimentaria será siempre potable, pero tras su uso esta se convertirá en agua residual, por lo que no será apta para el consumo, ya que va a contener restos de productos químicos, suciedad y microorganismos.

Como ya hemos dicho, en pequeñas industrias, la contaminación que contiene esta agua será muy baja, por lo que se podrá eliminar sin problema a través de la red pública de saneamiento. Sin embargo, en industrias más grandes, como pueden ser mataderos o destilerías, se genera una mayor cantidad de aguas residuales cuya concentración en contaminantes es más elevada, por lo que estas empresas deberán contar con un sistema de depuración propio que tratará el agua antes de verterla en la red pública. Cada empresa, dependiendo de los niveles de contaminación y de aguas residuales que genere, tendrá que pagar un canon de saneamiento diferente.

Los residuos SANDACH, acrónimo de subproductos animales no destinados a consumo humano, generalmente estarán gestionados por gestores autorizados.

Estos residuos se clasifican según su peligrosidad en tres categorías:

- **Categoría 1:** son los más peligrosos, ya que son sospechosos de estar contaminados con microorganismos patógenos que pueden afectar al ser humano.

- **Categoría 2:** aquí hablamos de productos de origen animal que puedan tener residuos de medicamentos superiores a lo que marca la legislación y que presentan, por tanto, cierta peligrosidad.

- **Categoría 3:** sin ningún tipo de enfermedad ni contaminantes, incluye, por ejemplo, los descartes de animales sanos.

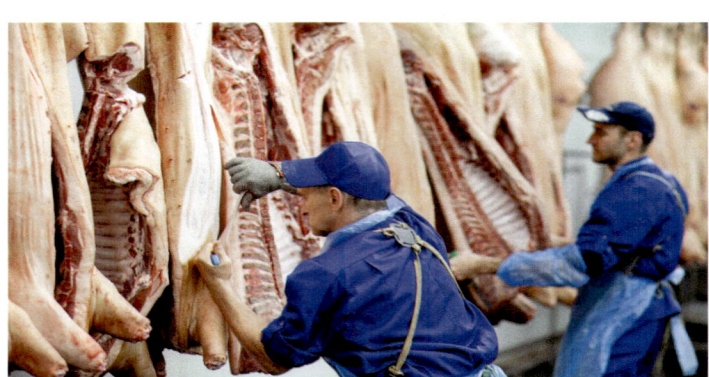

Figura 10.13. Los residuos SANDACH son subproductos animales no destinados a consumo humano.

Este tipo de residuos se almacenará siempre en un contenedor diferente al de las basuras, que sea cerrado y hermético, de fácil limpieza y, como ya hemos dicho, de apertura no manual y debidamente identificado. Dentro de los residuos SANDACH, existen los destinados a la alimentación de animales de compañía que deberán almacenarse en una ubicación diferente al resto de subproductos SANDACH y, además, estarán identificados con un cartel en el que se indique el fin al que se van a destinar. Como excepción, nos encontramos con el caso de que la cantidad de residuos de este tipo no supere los 20 kilogramos a la semana, solo en este caso, podrán ser depositados en los contenedores municipales de fracción orgánica.

Independientemente de la cantidad de residuos SANDACH generados, se llevará, de manera obligatoria, un registro de salida de este tipo de residuos indicando cantidad (en kilogramos) y destino de los mismos, conservando, en su caso, el albarán de retirada del gestor autorizado.

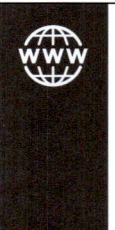

DATO

En el siguiente enlace del Ministerio para la Transición Ecológica y el Reto Demográfico aparece un listado con los enlaces a las diferentes webs de las comunidades autónomas de España de los gestores de residuos autorizados:

https://www.miteco.gob.es/content/dam/miteco/es/calidad-y-evaluacion-ambiental/temas/

Uno de los mayores peligros para el medio ambiente es la mala gestión de los aceites de cocina usados, ya que, si terminan vertidos a la red de saneamiento, estos pueden provocar una contaminación de las propias aguas, del suelo e, incluso, una contaminación atmosférica. Como dato, podemos decir que un solo litro de aceite es capaz de contaminar hasta mil litros de agua por lo que sus efectos pueden afectar tanto al medio ambiente como a las personas, además de incrementar de manera notable los costes de los tratamientos de depuración necesarios para su eliminación.

Al igual que los residuos SANDACH, este tipo de residuo deberá ser retirado por un gestor autorizado.

Por tanto, un plan de gestión de residuos o desperdicios deberá contar con la siguiente documentación:

- Descripción de los tipos de residuos generados por la empresa, incluyendo cantidad y forma de gestión (cómo se retiran, almacenamiento, frecuencia de retirada, etc.).

- Plano de las instalaciones donde se ubiquen los contenedores con los que se cuenta además de indicar qué tipo de residuo contendrá cada uno de ellos. También se deberá recoger la ruta de salida que seguirán dichos residuos.

- Listado de las empresas que se encargan de la gestión y retirada de los residuos.

- En el caso de producir residuos tipo SANDACH o aceites usados, se deberán guardar los justificantes de recogida de dichos residuos por parte de una empresa autorizada. También se dispondrá del justificante de recogida de residuos no asimilables a urbanos que se generen.

- Registro de incidencias y medidas correctivas.

ACTIVIDAD

Trabajas en una empresa alimentaria dedicada a la elaboración de conservas vegetales. ¿Qué tipo de residuos crees que se generan en dicha empresa?

Busca información en relación a los diferentes tipos de contenedores que existen e indica en qué tipo de contenedor eliminarías cada uno de los residuos generados.

ACTIVIDAD

Eres la persona responsable de calidad y seguridad alimentaria de una empresa que se dedica a la elaboración de tartas congeladas.

Diseña un diagrama de flujo sencillo y crea los diferentes cuadros de registro para los siguientes planes del Análisis de Peligros y Puntos de Control Críticos (APPCC) teniendo en cuenta el tipo de empresa en la que trabajas: plan de formación, plan de limpieza y desinfección, plan de eliminación de desperdicios y plan de mantenimiento, siguiendo las pautas descritas en la teoría.

Además, haz una descripción de cómo mantener los diferentes tipos de trazabilidad que existen en una empresa alimentaria (interna, externa, producto final).

Por último, identifica los puntos clave a ser registrados en cada plan, y diseña un formato que permita llevar un registro adecuado de las acciones realizadas en cada uno de ellos.

RESUMEN

El objetivo del Análisis de Peligros y Puntos Críticos de Control (APPCC) es identificar, evaluar y controlar los riesgos asociados con la inocuidad alimentaria en todas las etapas de la cadena de producción de alimentos, con el fin de garantizar la seguridad de los alimentos que llegan al consumidor final.

Los siete principios del sistema APPCC son:

1. Realizar un análisis de peligros.

2. Determinar los PCC (puntos de control críticos).

3. Establecer los límites críticos.

4. Establecer los límites de vigilancia de PCC.

5. Establecer medidas correctivas.

6. Establecer el sistema de verificación.

7. Establecer el sistema de documentación y registro.

Las normas IFS y BRC de alimentación son estándares internacionales de calidad y seguridad alimentaria que establecen los requisitos para los procesos de producción y manipulación de alimentos, garantizando la inocuidad y la satisfacción del cliente.

La implantación de un sistema APPCC requiere de unas condiciones o unos prerrequisitos dirigidos al control de los peligros generales, dejando que el APPCC se encargue de los específicos.

- Plan de formación de trabajadores.

- Plan de mantenimiento de locales, instalaciones, equipos y utensilios.

- Plan de limpieza y desinfección.

- Plan de control de plagas.

- Plan de control agua de abastecimiento.

- Plan de buenas prácticas de fabricación y manipulación.

- Plan de trazabilidad.

- Plan de control de proveedores.

- Plan de control de desperdicios/residuos.

ACTIVIDADES FINALES

10.1. **¿En qué se basan los sistemas de gestión de la seguridad alimentaria en las empresas del sector de la alimentación?**

a) IFS y BRC.

b) ISO 9001.

c) BPM.

d) APPCC.

10.2. **¿Para qué sirven las guías de prácticas correctas de higiene (GPCH) en el ámbito de la alimentación?**

a) Ayudan a aplicar los autocontroles necesarios para garantizar la calidad y seguridad alimentaria.

b) Son normativas obligatorias que las empresas deben cumplir al pie de la letra.

c) Sirven únicamente como guías de capacitación para los trabajadores.

d) No tienen ninguna utilidad práctica.

10.3. **¿En qué consisten las GPCH?**

a) Son normativas de obligatorio cumplimiento para todas las empresas del sector.

b) Son recomendaciones voluntarias que las empresas pueden seguir o no.

c) Son guías de prácticas correctas de higiene que ayudan a aplicar los autocontroles necesarios en seguridad alimentaria.

d) Son directrices exclusivas para el sector de la restauración.

10.4. **¿Qué se debe hacer para evitar contaminaciones cruzadas en la manipulación de alimentos?**

a) Mezclar diferentes tipos de alimentos.

b) Evitar el contacto entre alimentos crudos y cocinados.

c) No lavar las manos antes de manipular los alimentos.

d) No revisar la calidad de los productos al recibirlos.

10.5. **¿Por qué es importante que los trabajadores de empresas alimentarias reciban formación específica en seguridad alimentaria?**

a) Para garantizar la calidad y seguridad de los alimentos producidos.

b) Para cumplir con normativas laborales vigentes.

c) Por exigencias de los sindicatos.

d) Para aumentar la productividad de la empresa.

10.6. **¿Cuál es uno de los principios del APPCC que se debe seguir para la implantación efectiva del sistema en una industria?**

a) No formar al personal.

b) Ignorar los cambios en el proceso productivo.

c) No revisar el plan cuando sea necesario.

d) Disponer de los medios necesarios.

10.7. **¿Cuánto tiempo se deben conservar los registros generados en el plan APPCC?**

a) Dos años.

b) Un mes.

c) Una semana.

d) Un mínimo de un año.

10.8. **¿Qué norma se aplica a cualquier empresa alimentaria que exporte sus productos a países como Italia, Holanda, Alemania y Francia?**

a) IFS.

b) ISO.

c) OHSAS.

d) BRC.

10.9. **¿A qué empresas audita la norma IFS Food?**

a) Empresas de transporte de alimentos.

b) Empresas que fabrican alimentos o envasan productos alimentarios a granel.

c) Empresas de servicios financieros.

d) Empresas de construcción.

10.10. **¿Qué se necesita hacer para obtener el certificado IFS?**

a) No recurrir a empresas especializadas.

b) No implantar la norma en la empresa.

c) Realizar una auditoría una vez implantada la norma.

d) No requerir consultoría.

10.11. **¿Cuál es una de las actividades necesarias para establecer un plan APPCC?**

a) Realizar un análisis de peligros.

b) Determinar los PCC.

c) Establecer medidas correctivas.

d) Establecer el sistema de verificación.

10.12. **¿Qué significa el término *punto de control crítico* en un sistema APPCC?**

a) Etapa de recepción de materias primas en la empresa.

b) Etapa de distribución de productos terminados.

c) Etapa en la que el control es esencial para prevenir un peligro alimentario.

d) Etapa de almacenamiento de ingredientes.

10.13. **¿Cuál es el objetivo de establecer medidas correctivas en un plan APPCC?**

a) Prevenir todos los peligros posibles.

b) Eliminar por completo los PCC.

c) Establecer límites de vigilancia.

d) Restablecer el control cuando se produce una desviación.

10.14. **¿Cuáles son los siete principios del sistema APPCC según el Codex Alimentarius?**

a) Realizar un análisis de peligros, determinar los PCC, establecer medidas correctivas, etcétera.

b) Establecer los límites de vigilancia, establecer el sistema de documentación, etcétera.

c) Determinar los proveedores autorizados, establecer los límites críticos, etcétera.

d) Establecer el sistema de verificación, establecer el sistema de registro, etcétera.

10.15. **¿Cuál es uno de los procedimientos para determinar si los peligros significativos son PCC?**

a) El círculo de indecisiones.

b) La pirámide de elecciones.

c) El árbol de decisiones.

d) La cascada de opciones.

10.16. **¿Qué es un límite crítico?**

a) Una cifra sin importancia.

b) El criterio que separa lo aceptable de lo inaceptable.

c) Un número aleatorio.

d) Un valor subjetivo.

10.17. **¿Qué se debe establecer en los sistemas de vigilancia de los PCC?**

a) Por qué se va a vigilar, dónde se va a realizar la vigilancia, cuánto tiempo se va a realizar, quiénes pueden realizarla.

b) Qué se va a vigilar, cómo se va a realizar la vigilancia, cuándo o con qué frecuencia se va a realizar, quién va a realizarla.

c) Si se va a vigilar, de manera general, cuántas veces se va a realizar, quién quiere realizarla.

d) Si se va a vigilar de manera adecuada, cómo se va a realizar, cuándo se va a realizar, quiénes prefieren no realizarla.

10.18. **¿Cuándo se deben tomar medidas correctivas?**

a) Cuando los resultados de la vigilancia de los puntos de control críticos superen los límites establecidos.

b) De manera aleatoria.

c) Cuando haya tiempo libre.

d) Nunca es necesario tomar medidas correctivas.

10.19. **¿Qué es necesario establecer además de la vigilancia de los puntos críticos del proceso?**

a) Criterios de descarte.

b) Criterios de aceptación.

c) Criterios de verificación.

d) Criterios de empaquetado.

10.20. **¿Qué debe quedar correctamente documentado como prueba de que el plan APPCC se está aplicando correctamente?**

a) Todos los controles efectuados, las acciones correctoras, el producto afectado, fecha, responsables, etcétera.

b) Solo los controles efectuados.

c) Solo las acciones correctoras.

d) Solo el producto afectado.

GLOSARIO

- **Autocontrol**: conjunto de procedimientos internos de una empresa para garantizar la calidad y seguridad de los alimentos.

- **BRC (*British Retail Consortium*)**: norma global de seguridad alimentaria que establece requisitos de calidad y seguridad.

- **Código Alimentario Español**: normas específicas de España que regulan la producción, distribución y consumo de alimentos.

- **Código Alimentario Internacional**: conjunto de normas y directrices para proteger la salud de los consumidores y asegurar prácticas comerciales justas.

- **Condiciones de mantenimiento**: requisitos para asegurar que los equipos y las instalaciones estén en buen estado de operación y seguridad.

- **Formación de trabajadores**: programa educativo para capacitar al personal en prácticas higiénicas y procedimientos seguros en la manipulación de alimentos.

- **GPCH (guía de prácticas correctas de higiene)**: documento que proporciona directrices sobre buenas prácticas de higiene en la producción de alimentos.

- **IFS (*International Food Standard*)**: norma reconocida internacionalmente para auditar empresas que producen alimentos bajo su marca.

- **ISO (*International Organization for Standardization*)**: normas internacionales que aseguran la calidad, seguridad y eficiencia de productos y servicios.

- **Límite crítico**: parámetro que debe cumplirse para asegurar que un PCC está bajo control.

- **Medidas correctivas**: acciones a tomar cuando un PCC no cumple con su límite crítico.

- **Medidas de control**: acciones o actividades que se aplican para prevenir o eliminar un peligro para la seguridad alimentaria.

- **Normativa de etiquetado**: regulaciones que dictan cómo debe presentarse la información sobre los alimentos en su etiqueta.

- **Plan APPCC (HACCP)**: sistema de gestión que aborda la seguridad alimentaria mediante el análisis y control de peligros biológicos, químicos y físicos.

- **Plan de abastecimiento de agua**: estrategia para garantizar el suministro de agua potable y segura en todas las etapas de la producción de alimentos.

- **Plan de limpieza y desinfección**: conjunto de procedimientos para asegurar la higiene de instalaciones, equipos y superficies en la industria alimentaria.

- **Plan de proveedores**: protocolo para evaluar y garantizar que los proveedores cumplen con los estándares de calidad y seguridad alimentaria.

- **Punto crítico de control (PCC)**: fase en la cual se puede aplicar una medida de control para prevenir o eliminar un riesgo de seguridad alimentaria.

- **Salud ocupacional**: disciplina que busca prevenir y controlar enfermedades y accidentes laborales en el ámbito alimentario.

- **Trazabilidad**: capacidad de seguir el rastro de un alimento a través de todas las etapas de producción, procesamiento y distribución.

11

Plan de limpieza y desinfección

11.1. Limpieza y desinfección

La limpieza y la desinfección son dos operaciones que tienen como objetivo final eliminar los restos de alimentos y desperdicios, así como eliminar la suciedad. Además, también tienen como fin reducir la población microbiana que pueda encontrarse sobre las superficies de trabajo, los utensilios, los equipos, el ambiente, las manos de los trabajadores, etc., hasta un número aceptable, de manera que no entrañe riesgos para la salud.

En las instalaciones de una industria alimentaria es indispensable garantizar que las operaciones de limpieza y desinfección de locales, maquinaria, equipos y útiles se realicen correctamente, ya que el destino de nuestro producto final es el consumo del mismo por las personas por lo que debemos asegurar su inocuidad y su seguridad.

De ahí la importancia de la limpieza en todas las instalaciones y la desinfección de todos los objetos que interactúan con los alimentos.

Para aplicar un buen plan de limpieza y desinfección en nuestras instalaciones, deberemos tener muy en cuenta diferentes aspectos como son: definir las zonas de trabajo, la maquinaria y los útiles que vamos a limpiar, además de los métodos de limpieza y desinfección que se van a aplicar, es decir, ¿cómo vamos a limpiar?

Deberemos, también, definir claramente cuáles van a ser los productos que utilizaremos en esa limpieza y desinfección para que estas sean eficaces y con qué utensilios los vamos a aplicar.

Por último, designaremos a una persona responsable de este plan y decidiremos cuáles serán los métodos de verificación del mismo para comprobar que este ha sido aplicado de manera correcta.

Podemos definir la **limpieza** como la eliminación de los residuos y de la suciedad adheridos a las superficies, sin que estas sufran una alteración. Esta eliminación de residuos y suciedad se hace mediante jabones o detergentes y agua.

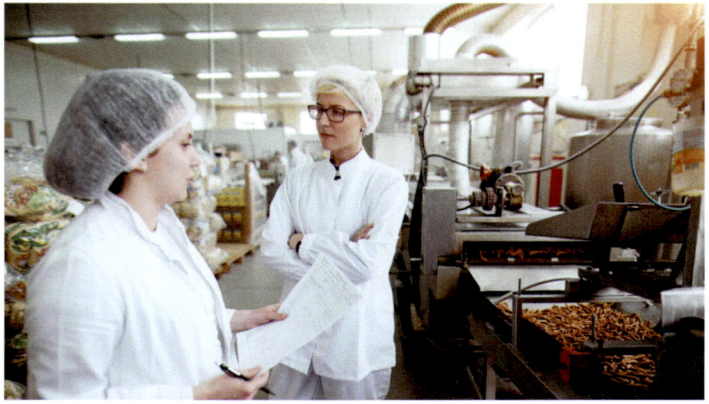

Figura 11.1. Cada empresa alimentaria designará una persona responsable del plan de limpieza y desinfección.

© Ediciones Paraninfo

Si la limpieza no se hace de forma adecuada, quedarán restos de suciedad que podrían proteger a los gérmenes frente a la acción de los desinfectantes e incluso hacer que estos no funcionen.

La elección del tipo de limpieza en la industria alimentaria depende de varios factores, que incluyen el tipo de suciedad, la naturaleza del equipo y las superficies, y las especificaciones de seguridad y calidad alimentaria, entre otros.

Tenemos que saber que, de forma general, la suciedad va a estar formada por partículas adheridas entre sí y adheridas, además, a un material de soporte mediante sustancias que hacen de adhesivos.

En función de su estado, dentro de la industria alimentaria, podemos clasificar la suciedad en:

1. **Libre:** no está fijada al soporte y es fácilmente eliminable, como el polvo, la tierra o ciertos ingredientes, como la harina.

2. **Adherente:** son normalmente pastas pegajosas que son difíciles de separar del soporte.

3. **Incrustada:** es un tipo de suciedad que es difícil de eliminar bien porque se ha sometido a temperaturas muy elevadas, o bien porque es de difícil acceso. Sería el caso de las grasas caramelizadas o quemadas. Previamente, deberemos aplicar un raspado o vapor.

En función de su naturaleza, encontramos suciedad de tipo:

■ **Proteínica:** la forman restos de leche, huevos... Es fácil de limpiar, ya que la mayoría son solubles en agua.

■ **Feculenta:** nos encontraremos, por ejemplo, restos de arroz o alimentos ricos en féculas. Difícil de limpiar, ya que tiene una gran adherencia.

■ **Grasas:** nos referimos a restos de aceites, mantecas y otras grasas. Son poco adherentes sobre el material de soporte.

■ **Pigmentada:** contiene colorantes naturales como el café o el vino. Tiñe al resto de suciedades.

■ **Inorgánica:** es la formada por óxidos, incrustaciones de cal, etc. Necesitará un tratamiento con productos especiales.

Dependiendo de su origen, en la industria alimentaria, nos encontraremos con los siguientes tipos básicos de suciedad:

■ **Suciedad de origen animal:** normalmente son grasas.

■ **Suciedad de origen vegetal:** aceites, féculas, etcétera.

■ **Suciedad de origen mineral:** óxidos, polvo, restos de cal, etcétera.

■ **Suciedad mixta:** se trataría de una combinación de todas las anteriores.

■ **Suciedad física:** engloba los restos de materias primas, envases, etiquetas, etcétera.

En cuanto al concepto de detergente, este se define como un producto que cuando se añade al agua aumenta su poder limpiador, ya que puede eliminar los restos de materia orgánica de superficies, maquinaria, equipos, utensilios, etcétera.

Las partes que componen un detergente son el componente activo, que determina sobre qué tipo de suciedad se va a actuar (sosa o ácido clorhídrico, por ejemplo); los tensioactivos, que facilitan el contacto entre el limpiador y la suciedad rompiendo las moléculas de agua y ayudando así a que el detergente llegue mejor a la suciedad; los secuestrantes (ablandamiento del agua) y los inhibidores de corrosión, que ayudan a que las superficies no se dañen.

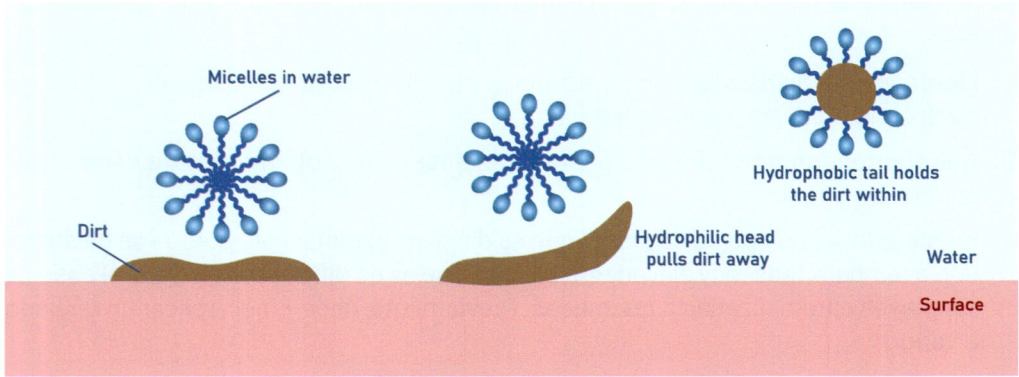

Figura 11.2. Fenómeno de detergencia.

Por tanto, el detergente llevará acabo la llamada acción de detergencia, o lo que es lo mismo, se dará el fenómeno de detergencia, lo que permitirá que la tensión superficial del agua disminuya y se favorezca la penetración del detergente. De esta manera, la suciedad se separará del sustrato y quedará suspendida en la solución que forman el agua y el detergente. Este punto de la limpieza es muy importante debido a que el producto elegido, es decir, el detergente que se va a usar deberá adaptarse al tipo de suciedad para así conseguir su eliminación completa. Para que esta etapa tenga éxito, la aplicación del detergente se llevará a cabo bajo una temperatura del agua determinada, con una acción mecánica determinada también (aquí diferenciaremos entre los diferentes tipos de limpieza que vamos a explicar más adelante), tendrá, además, un tiempo de actuación del producto para que este reaccione de manera adecuada con la suciedad y que su actuación sea la adecuada. Por último, contaremos con una acción química dada por el producto que sea acorde a la suciedad que deseamos eliminar.

Estos factores conforman lo que se conoce como «círculo de Sinner», que es un modelo utilizado en la limpieza y desinfección, especialmente en la industria alimentaria, que describe cuatro factores esenciales que influyen en la eficacia del proceso de limpieza. Estos factores son: acción mecánica, temperatura, tiempo y acción química. El equilibrio adecuado entre estos factores es crucial para garantizar una limpieza y desinfección efectivas.

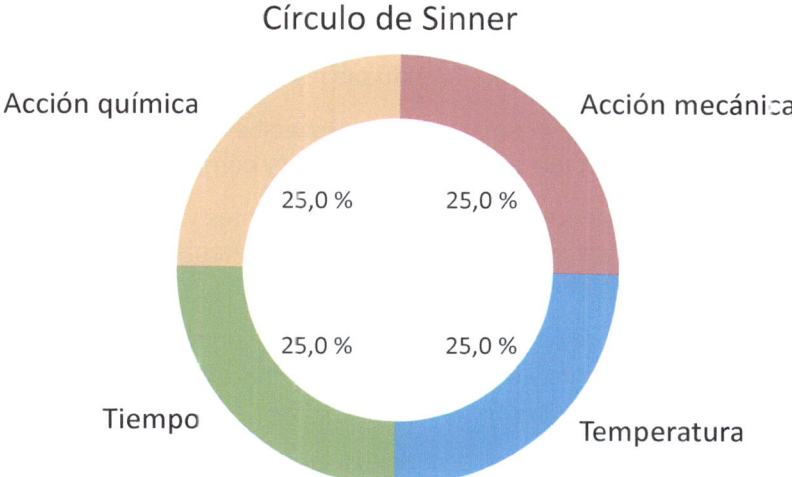

Círculo de Sinner

La **acción mecánica** se refiere al uso de fuerzas físicas para eliminar la suciedad y los microorganismos de las superficies. Esto puede incluir el uso de cepillos, esponjas, chorros de agua a presión o cualquier otro método que implique fricción. En la industria alimentaria, puede implicar el uso de equipos automáticos de limpieza, como sistemas CIP (*cleaning in place*), del que hablaremos más adelante, que utilizan chorros de alta presión o turbulencias controladas para limpiar el interior de tuberías y tanques.

La **temperatura** del agua o de la solución de limpieza puede afectar significativamente la eficacia de la limpieza. En general, temperaturas más altas pueden aumentar la solubilidad de las grasas y mejorar la acción de los detergentes. Sin embargo, debemos encontrar un equilibrio, ya que temperaturas excesivamente altas pueden dañar los equipos o las superficies y aumentar los costos energéticos.

En cuanto al tiempo durante el cual los agentes de limpieza y desinfección están en contacto con las superficies este es crucial. Un tiempo insuficiente puede resultar en una limpieza inadecuada, mientras que tiempos excesivos pueden ser innecesarios y costosos. En la industria alimentaria, se debe garantizar que el tiempo de contacto sea suficiente para eliminar los residuos y reducir la carga microbiana a niveles seguros.

Por último, la acción química implica el uso de detergentes, desinfectantes y otros productos químicos para disolver y eliminar los contaminantes. La elección del agente químico adecuado depende del tipo de suciedad y de la naturaleza de la superficie que se desea limpiar. En la industria alimentaria, es crucial utilizar productos aprobados y seguros que no dejen residuos tóxicos y que sean eficaces contra una amplia gama de microorganismos.

En la industria alimentaria, el círculo de Sinner se aplica para diseñar y optimizar procedimientos de limpieza y desinfección que garanticen la seguridad alimentaria y la calidad del producto.

- **Diseño de programas de limpieza:** se establecen protocolos que especifican los métodos y materiales de limpieza para diferentes áreas de producción, asegurando que se logre una limpieza adecuada en todas las superficies.

- **Formación del personal:** el personal de limpieza recibe formación sobre la importancia de cada uno de los factores del círculo de Sinner y cómo aplicarlos correctamente.

- **Selección de productos químicos:** se eligen detergentes y desinfectantes que sean efectivos y seguros para su uso en alimentos, y se determina la concentración y el tiempo de contacto óptimos.

- **Control y verificación:** se implementan sistemas de control para verificar la eficacia de los procesos de limpieza y desinfección, incluyendo pruebas microbiológicas y de residuos.

En general, a la hora de elegir el tipo de limpieza que se va a desarrollar, tendremos en cuenta que todas las prácticas deben cumplir con la normativa de seguridad alimentaria, que es esencial contar con un equipo de protección personal e individual (EPI) y contar también con la formación del personal.

En cuanto a los tipos de limpieza que nos vamos a encontrar, podemos hablar, entre otros, de:

- **Limpieza física o manual:** que se realiza con herramientas como cepillos, esponjas y paños, y que usa de manera directa detergentes y desinfectantes. Este tipo de limpieza se realiza, normalmente, en las superficies de trabajo, equipos pequeños y zonas de difícil acceso donde hay que ser preciso en la limpieza. Por tanto, la limpieza específica y en detalle son dos de las ventajas de este tipo de limpieza. Como inconvenientes, podemos hablar de que necesita más mano de obra y de que es lenta en general y, sobre todo, de que si no se realiza de la manera adecuada, existe riesgo de tener contaminación cruzada.

- **Limpieza automatizada:** es aquella que utiliza equipos y sistemas automatizados para la limpieza, incluye el sistema CIP (*cleaning in place*) que se explicará más adelante, los túneles de lavado, lavavajillas o fregadoras automáticas, entre otros. Se utiliza en áreas de limpieza que requieren una limpieza frecuente y estandarizada con equipos grandes y complejos. Es eficiente y disminuye el riesgo de contaminación cruzada, aunque tiene un alto coste inicial, además de un alto coste de mantenimiento y no es adecuado para todos los equipos.

- **Limpieza en sitio (CIP-*cleaning in place*):** consiste en una limpieza automatizada sin desmontar el equipo haciendo circular a través de los sistemas cerrados la solución de limpieza. Se utiliza en equipos con tuberías o tanques que son difíciles de desmontar y sobre todo en industria láctea y de bebidas. Este tipo de limpieza es más eficiente y reduce el riesgo de contaminación, ya que minimiza el contacto humano; por otro lado, necesita una gran inversión inicial.

- **Limpieza fuera de sitio (COP-*cleaning out of place*):** en este tipo de limpieza las diferentes partes de los equipos se desmontan y se limpian fuera de su ubicación original; para ello, se utilizan tanques de remojo, lavadoras de piezas, etc. Se utiliza con piezas pequeñas de maquinaria como válvulas, manivelas, juntas, etc. De esta manera, la limpieza es más eficiente y profunda, aunque conlleva mucho tiempo, ya que hay que desmontar y volver a montar cada vez que se necesita hacer una limpieza la cual en la industria alimentaria es de manera constante.

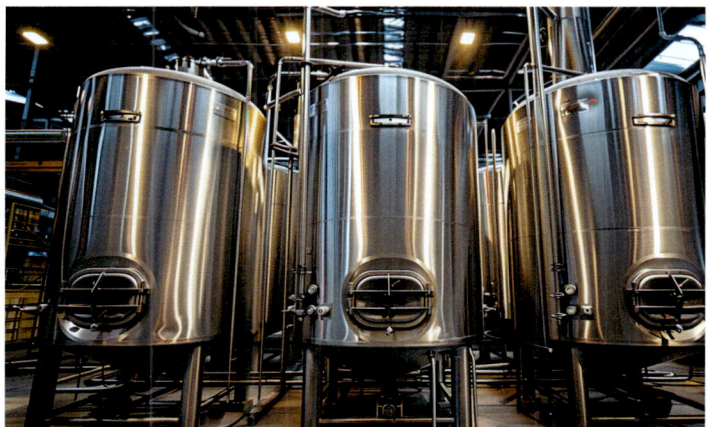

Figura 11.3. En industria láctea se suele utilizar el tipo de limpieza CIP.

Además de todos estos tipos también existen otros como la limpieza con espuma que se suele utilizar para áreas grandes o de difícil acceso como pueden ser paredes, techos o suelos. También para estas zonas se puede aplicar una limpieza por aspersión o a presión. En el caso de piezas pequeñas y delicadas, como herramientas o componentes de precisión, se puede hacer una limpieza por ultrasonido sumergiendo los objetos en un líquido de limpieza.

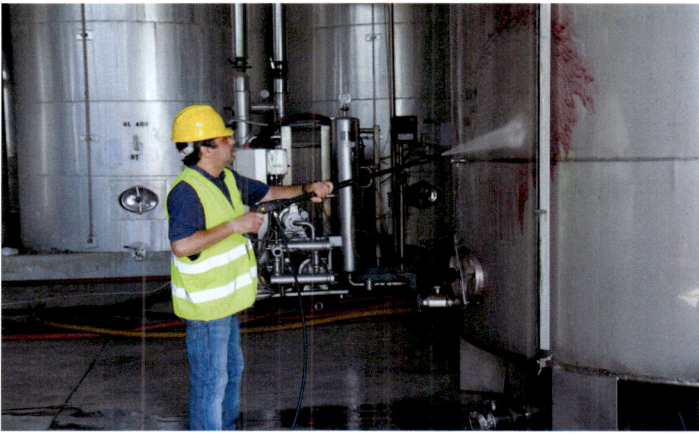

Figura 11.4. Limpieza y desinfección en industria alimentaria.

Definimos **desinfección** como el proceso por el cual se eliminan o reducen a un nivel tolerable los microrganismos presentes en las superficies sin que sean nocivos para la calidad de los alimentos ni para los consumidores.

Este proceso debe ser distinto al proceso de limpieza, pero a su vez será complementario a este, ya que ninguno de los dos por sí solos es efectivo. Uno nunca podrá sustituir al otro.

La desinfección puede verse limitada por la cantidad de suciedad y de materia orgánica presente en las superficies, materiales y/o equipos, por lo que es muy importante haber realizado previamente una buena limpieza donde se eliminen todos los restos de materia orgánica y la suciedad grosera para después realizar una correcta desinfección.

En la industria alimentaria es importante y prioritario tener en cuenta los grados de suciedad de cada zona y delimitarlos estableciendo una frecuencia de limpieza y desinfección óptimas en cada una de dichas zonas, ya que la limpieza y desinfección es un punto crítico dentro del APPCC de la empresa. Elegir el producto adecuado para llevar a cabo la limpieza y desinfección dentro de la industria alimentaria es muy importante y debemos determinar, como ya hemos dicho, cuál de todos ellos se ajusta mejor a cada caso.

A continuación, nos vamos a centrar en todos estos aspectos que acabamos de comentar: zonas de limpieza, grados de suciedad, productos y utensilios de limpieza.

Conforme a reglamentación sobre la higiene de los productos alimentarios, tanto los locales, como las instalaciones, equipos y utensilios utilizados en la manipulación de alimentos, deberán seguir obligatoriamente las normas marcadas.

El Reglamento (CE) 852/2004 del Parlamento y del Consejo, de 29 de abril, relativo a la higiene de los productos alimentarios marca los requisitos que deben cumplir las instalaciones, salas y equipos. En este reglamento se hace hincapié en que en cualquier instalación y en todos los servicios de alimentación se compran, se reciben, se almacenan, se preparan, se acondicionan y se distribuyen alimentos, por lo que debemos contar con espacios e instalaciones adecuadas para todas esas tareas con el fin de obtener un buen rendimiento y, como resultado, un trabajo seguro y de calidad. Para ello, las empresas alimentarias deben disponer de un sistema de autocontrol basado en los principios del Análisis de Peligros y Punto de Control Críticos (APPCC), cuyo principal objetivo es ayudar a las empresas alimentarias a asegurarse de que sus productos están totalmente libes de peligro para el consumidor cumpliendo una serie de requisitos entre los que se encuentra el plan de limpieza y desinfección.

Este plan de limpieza y desinfección debe ser realizado por cada empresa a su medida, ya que no todas las empresas alimentarias llevan a cabo la misma actividad ni manipulan los mismos tipos de productos, aunque sí podemos exponer, de manera general, ciertas pautas las cuales vamos a estudiar a continuación.

En primer lugar, hablaremos de las características generales que deberían tener las instalaciones de la empresa alimentaria. Entendemos como instalaciones aquellas dependencias por las que pasan los productos alimentarios en cualquiera de sus fases de producción, que en este orden básico serían: almacenaje, distribución, manipulación y venta o distribución. Además de los vestuarios y las zonas exteriores. Estas pautas o características generales serán:

- Los locales destinados a los productos alimentarios (materias primas, envases y embalajes, producto semielaborado o producto final) deberán estar limpios y en buen estado de mantenimiento.

- La disposición, el diseño, la construcción, el emplazamiento y el tamaño de los locales tendrán que:

  — Permitir un mantenimiento, limpieza y desinfección adecuados, evitando o reduciendo al mínimo la contaminación transmitida por el aire (zonas sucias). También deberán disponer de un espacio de trabajo suficiente que asegure la realización de todas las operaciones de manera higiénica.

  — Evitar la acumulación de suciedad, la formación de condensación o moho indeseable en las superficies, el depósito de partículas en los productos alimenticios y el contacto con materiales tóxicos.

  — Permitir unas prácticas de correctas de higiene incluyendo la protección contra las plagas y en general contra la contaminación.

  — Si fuese necesario, deberán ofrecer unas condiciones adecuadas de manipulación y almacenamiento a temperatura controlada y tener la capacidad suficiente para poder mantener los productos a una temperatura apropiada que se pueda comprobar y registrar.

- Deberán contar con un número suficiente de inodoros de cisterna que estén conectados a una red de evacuación. Los inodoros no podrán comunicar directamente con las salas en las que se manipulen los alimentos.

- También deberá haber un número suficiente de lavabos, situados de manera que todos los trabajadores puedan acceder a ellos y destinados a limpieza de manos. Tendrán que tener agua corriente caliente y fría, así como material de limpieza y secado higiénico (toallas de papel, nunca de tela).

- Las instalaciones destinadas al lavado de productos y utillaje estarán separadas entre sí y también de las destinadas al lavado de manos. Estas instalaciones también estarán dotadas de agua caliente y fría.

- La ventilación, en general, será suficiente y mecánica o natural. Evitando las corrientes de aire desde zonas que estén contaminadas a zonas limpias. Los sistemas de ventilación estarán construidos de tal forma que se podrá acceder fácilmente a los filtros y otras partes para su limpieza o sustitución.

- Se dispondrá de suficiente iluminación, ya sea natural o artificial, en cuyo caso, los sistemas estarán protegidos para que, en caso de rotura, los cristales no puedan caer sobre el alimento.

- Todos los desagües dispondrán de rejillas perfectamente insertadas que eviten la entrada de insectos y/o roedores.

- El personal deberá disponer de vestuarios adecuados y separados de las zonas de trabajo.

- Los productos de limpieza y desinfección no se almacenarán en las zonas en las que se manipulen los alimentos.

También deberá controlarse el exterior de las instalaciones. Debe estar limpio y evitar la acumulación de materiales, que actúan como refugio para insectos y roedores, además, han de estar libres de residuos, que pueden actuar como foco de contaminación del aire.

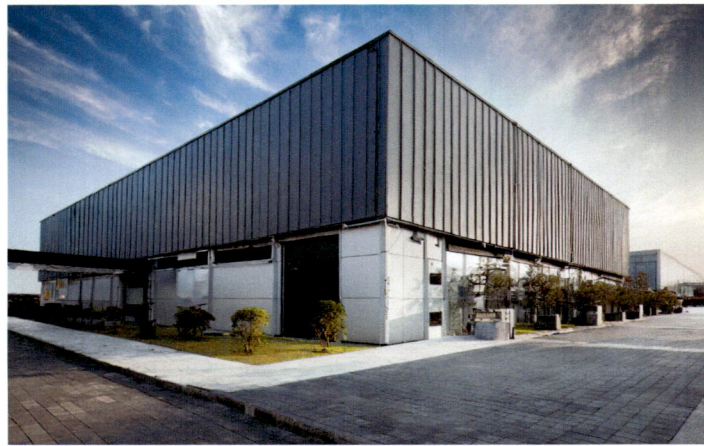

Figura 11.5. El exterior de la empresa alimentaria debe mantenerse en buen estado.

El diseño y la disposición de las salas donde se preparan, se transforman o se tratan los productos alimentarios, deberá permitirnos unas prácticas correctas de higiene, incluida la protección contra la contaminación durante dichas operaciones y entre ellas, para ello:

- Tanto los suelos como las paredes, techos, falsos techos, puertas y superficies (incluidas las del equipo) de las zonas donde se manipulen alimentos, serán lisos, deberán mantenerse en buen estado y serán fáciles de limpiar y desinfectar; esto requerirá el uso de materiales impermeables, no absorbentes, lavables y no tóxicos, menos en el caso en el que la propia empresa alimentaria pueda convencer a la autoridad competente de que los materiales que ha utilizado son los idóneos.

- Los suelos tendrán los desagües suficientes.

- En cuanto a las ventanas y demás huecos practicables, se construirán de manera que impidan la acumulación de suciedad, y aquellas que comuniquen con el exterior deberán estar provistas de telas mosquiteras que se ajusten perfectamente y que se encuentren en perfecto estado de mantenimiento para evitar la entrada de insectos, aves y/o roedores. Estas mosquiteras serán de fácil desmontaje para su limpieza.

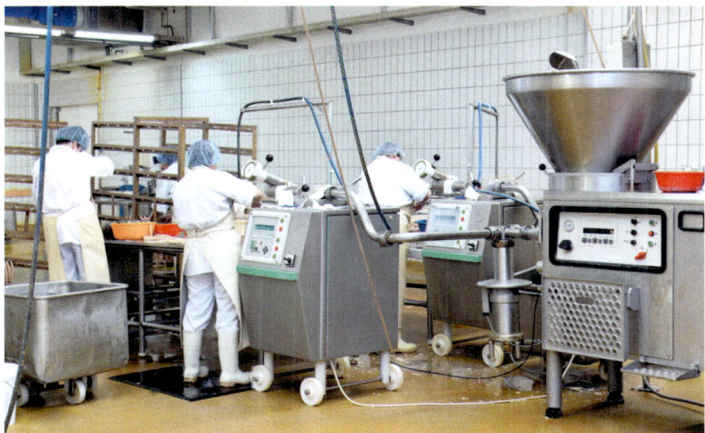

Figura 11.6. El diseño de las salas de manipulación influye en su limpieza y desinfección.

En cuanto a los equipos y entenciendo estos como el mobiliario, la maquinaria y el utillaje necesario para colocar, transformar o manipular alimentos además de entrar en contacto con ellos.

- Todo aquel equipo que esté en contacto con los productos alimenticios:
  - Deberá limpiarse y desinfectarse correctamente. Esta limpieza y desinfección se realizará con la periodicidad necesaria para evitar cualquier riesgo de contaminación.
  - Su construcción, composición y estado de conservación y mantenimiento deberán reducir al mínimo el riesgo de contaminación y la alteración del alimento a excepción de los recipientes y envases no recuperables.
  - Su instalación permitirá la limpieza adecuada del equipo y de la zona que lo rodea.
- Todos los equipos deberán estar provistos de los dispositivos de control adecuados.

Para una correcta limpieza y desinfección es importante que esta se lleve a cabo en varios pasos, así aseguraremos la higienización y la reducción a niveles mínimos del número de microorganismos presentes.

Antes de comenzar las operaciones de limpieza y desinfección se deberán tomar una serie de precauciones para evitar riesgos y contaminaciones:

- Cubrir los equipos eléctricos.
- No realizar mezclas de productos no permitidas.
- Reubicar los productos alimentarios en el caso de que se vaya a trabajar en un almacén o en una cámara frigorífica.
- Uso de la vestimenta de protección adecuada (calzado antideslizante, guantes, gafas, etcétera).
- Retirada de toda la materia primas y/o del producto final.

En general, el proceso de limpieza y desinfección consta de cinco pasos básicos:

1. Prelavado o retirada en seco de los residuos de producto.

2. Limpieza. Aplicación de detergentes.

3. Enjuagado intermedio.

4. Desinfección. Aplicación de desinfectantes.

5. Enjuagado final en su caso.

El prelavado se lleva a cabo para humedecer y reblandecer los restos de suciedad y arrastrar, en la medida de lo posible, los restos de suciedad grosera que no se encuentran fuertemente adheridos a la superficie y equipos. Esta eliminación también se puede llevar a cabo con aire comprimido. Toda esta suciedad se recuperará para reducir la carga contaminante en el sistema de drenaje y así facilitar también el resto de fases.

Posteriormente, en la fase de limpieza, se aplicarán productos capaces de llevar a cabo la acción de detergencia. Para que esta acción se realice de forma correcta, la aplicación del detergente se tiene que llevar a cabo controlando la concentración del mismo, la temperatura de aplicación, el tiempo y la acción mecánica manual o automatizada.

La fase de enjuagado intermedio tras la aplicación del detergente permite arrastrar la suciedad junto al compuesto utilizado, preferiblemente con agua caliente.

Durante el proceso de desinfección por medios químicos, se llega a la reducción casi total de microorganismos. A la hora de aplicar un desinfectante, tenemos que tener en cuenta que el producto se adapte a la superficie que se desea desinfectar y al microorganismo que se quiere eliminar. Por supuesto, y al igual que para la aplicación de detergentes, debemos tener en cuenta la concentración de producto que se debe aplicar, la temperatura y el tiempo de aplicación.

En cuanto a la desinfección por medios físicos, esta consiste en la aplicación de calor mediante agua caliente, vapor o aire caliente en la superficie que se desea desinfectar. También se utiliza ozono.

Finalmente, en el enjuagado final, se elimina la solución desinfectante (química) para evitar la contaminación de los productos alimenticios con los restos que puedan permanecer. Este enjuagado se puede hacer en varios ciclos, aplicando agua potable y caliente.

Los productos de limpieza, desinfección y productos tóxicos de manera general estarán almacenados en lugares cerrados e independientes (puede tratarse simplemente de un armario cerrado) y en ningún caso entrarán en contacto con los alimentos. Además, es obligatorio que permanezcan en sus embalajes originales para que su identificación sea más fácil y, así, prevenir los riesgos derivados de su composición, y deben ser aptos para el uso en la industria alimentaria.

Estos datos se suelen recoger en los anexos del plan de limpieza y desinfección dentro del APPCC, ahí se recogerán los nombres de los productos que se utilizan, sus fichas técnicas (normalmente son aportadas por el proveedor o son las mismas etiquetas de los productos) y las dosis a las que se utilizan que, también, normalmente son las indicadas por el proveedor. Si cualquiera de esos productos dejara de utilizarse y se introdujese uno nuevo, la persona responsable deberá recopilar toda esa información y archivarla en el lugar correspondiente.

En la industria alimentaria se utilizan diferentes tipos de detergentes para garantizar la limpieza y desinfección de equipos, utensilios y superficies. Los tipos de detergentes se eligen en función del tipo de suciedad, la naturaleza de las superficies y las regulaciones específicas de seguridad alimentaria. Además, es fundamental elegir detergentes compatibles con los materiales de los equipos y superficies para evitar daños.

A continuación, se detallan los principales tipos de detergentes utilizados:

1. Detergentes alcalinos: estos detergentes tienen un pH mayor que 7 y son efectivos en la eliminación de grasas, aceites y proteínas. Se suelen utilizar en la limpieza de superficies y equipos donde se manipulan productos grasos o aceitosos, como carnes o productos lácteos. Ejemplos de este tipo de detergentes son: el hidróxido de sodio, o sosa caustica, y el carbonato de sodio, o silicato de sodio.

2. Detergentes ácidos: su pH es menor que 7 y son eficaces a la hora de eliminar depósitos minerales como la cal y el óxido. Se utilizan para limpiar equipos que están en contacto con aguas duras y donde se pueden formar incrustaciones. El ácido fosfórico, el ácido cítrico o el ácido acético son ejemplos de este tipo de detergentes.

3. Detergentes neutros: estos detergentes son suaves y menos corrosivos que los anteriores. Su pH es cercano a 7. De manera general, se utilizan en la limpieza de superficies y equipos donde se realizan limpiezas frecuentes y suaves, como mesas de trabajo y utensilios.

4. Detergentes enzimáticos: estos detergentes contienen enzimas que descomponen proteínas, grasas y carbohidratos, por lo que se usan en la limpieza de residuos biológicos y orgánicos donde se necesita una limpieza profunda sin usar productos químicos agresivos. Son efectivos a temperaturas moderadas. Detergentes que contienen proteasas, lipasas y amilasas serían ejemplos de este tipo de limpiadores.

5. Detergentes clorados: como su nombre indica, estos detergentes contienen compuestos de cloro, por lo que ofrecen propiedades desinfectantes además de limpieza. Se utilizan en áreas que requieren desinfección además de limpieza, como superficies en contacto con alimentos crudos y limpieza de utensilios y equipos que necesitan una desinfección adicional. El detergente clorado más conocido es el hipoclorito de sodio.

El agua también influye en el resultado final de la limpieza; por ejemplo, las aguas que son muy alcalinas necesitan detergentes que neutralicen la cal para que, una vez que las superficies estén secas, no aparezca en estas. Es importante controlar la calidad del agua de limpieza que utilizamos además de comprobar de manera periódica que no ha sufrido ningún tipo de contaminación y que sus valores de pH están dentro de los adecuados (4,5-9,5 en la industria alimentaria).

En cuanto a los desinfectantes, para que un producto químico se considere desinfectante deberá tener una serie de propiedades:

■ No ser corrosivo: debemos tener en cuenta la compatibilidad del desinfectante con los materiales de las superficies y equipos.

■ No presentar efectos nocivos sobre la persona que lo aplica: hay que tener en cuenta la seguridad del personal y la posible toxicidad de los residuos del desinfectante en los alimentos.

■ Fácil de eliminar para que no queden residuos.

■ Actividad microbiana: algunos desinfectantes son más eficaces contra ciertos tipos de patógenos.

■ Acción instantánea.

■ No tóxico en las concentraciones indicadas.

■ No inflamable, irritable.

■ Estable.

■ Capacidad de actuación en diferentes condiciones de acidez, temperatura y materia orgánica: factores como la temperatura, el pH y la presencia de materia orgánica pueden afectar la eficacia del desinfectante.

■ Económico.

■ No producir manchas ni olores.

Existen compuestos limpiadores que consiguen buenos resultados de limpieza y desinfección debido a su formulación química. Todos los productos de limpieza y desinfección deberán ser aptos para el uso en la industria alimentaria.

Tipos de desinfectantes:

■ **Desinfectantes de cloro activo:** cloro o hipoclorito de sodio, se conocen comúnmente como lejías. Su acción desinfectante destruye las paredes bacterianas y además elimina carbohidratos, proteínas y mohos rompiendo los enlaces químicos que hacen que las moléculas de suciedad se hagan más pequeñas y solubles.

  Se suele usar en combinación con detergentes alcalinos, con valor de pH de 8 y en pequeñas cantidades, ya que son poco estables en su almacenamiento. Es importante saber que una dosificación excesiva de lejías puede dar lugar a corrosiones.

■ **Compuestos de amonio cuaternario:** tienen efecto humectante (penetra en las capas de la suciedad) y emulsionante (rompe moléculas de grasa y aceite, las hace más pequeñas por lo que facilita su eliminación). Actúan a pH de entre 5 y 10 y son estables a temperaturas altas, son muy espumantes y no trabajan bien en aguas duras, ya que esas disminuyen su eficacia. Se usan, sobre todo, en la desinfección de suelos, paredes y equipos, y en industrias cárnicas y de bebidas, aunque menos en la industria quesera, ya que son capaces de inactivar las bacterias que forman parte de la fermentación.

■ **Aldehídos:** son muy efectivos frente a los microorganismos incluso cuando existe una gran cantidad de suciedad. El más usado es el formaldehído que se utiliza para la desinfección de superficies, equipos y circuitos de tuberías combinado con otros productos.

■ **Peróxidos:** su principio activo es el oxígeno activo. Destacan el agua oxigenada (peróxido de hidrógeno) y el ácido peracético. Pueden usarse para desinfectar superficies, equipos, suelos, desagües y circuitos de tuberías. Eficaces frente a algunos tipos de bacterias, esporas, hongos y virus.

Además de los desinfectantes químicos existen también métodos de desinfección no químicos que son efectivos y se pueden utilizar como alternativas o complementar a los desinfectantes químicos. Algunos de estos métodos son:

1. Desinfección o esterilización por calor

    a) **Agua caliente:** el uso de agua caliente para desinfectar superficies y equipos es un método común. El agua debe estar a una temperatura lo suficientemente alta para matar microorganismos patógenos.

    b) **Calor seco:** utiliza aire caliente a temperaturas elevadas que destruye los microorganismos en equipos y utensilios metálicos, vidrio y otros materiales resistentes al calor.

    c) **Calor húmedo (autoclave):** utiliza vapor a alta presión y temperatura (generalmente 121 °C o 134 °C) para destruir microorganismos. Se suele utilizar para esterilizar equipos de laboratorio, utensilios y algunos productos alimentarios envasados.

2. Radiación ultravioleta (UV): la luz UV-C se utiliza para destruir microorganismos en superficies y aire. Se usa en superficies de trabajo, equipos y áreas de procesado.

3. Ozono: es un gas que se utiliza para desinfectar aire y superficies. Requiere equipos especiales para generarlo y controlar su concentración. Puede ser irritante y tóxico en altas concentraciones.

4. Plasma frío: genera especies reactivas que pueden destruir microorganismos. Se utiliza para desinfectar superficies y envases de alimentos. Es una tecnología relativamente nueva y puede requerir inversiones significativas en equipos.

En cuanto a los útiles de limpieza, estos varían dependiendo de la estancia, maquinaria, superficie o equipo que se vaya a limpiar. La correcta selección y uso de los útiles de limpieza, tanto manuales como mecánicos, es fundamental para mantener altos estándares de higiene en la industria alimentaria.

Los útiles de limpieza pueden clasificarse en manuales y mecánicos, cada uno desempeñando un papel esencial en los procedimientos de limpieza y desinfección.

> **Recuerda:** Los detergentes eliminan la suciedad, pero no tienen efecto en la destrucción de microorganismos.

Limpieza manual

- **Escobas y cepillos:** son utilizados para barrer y eliminar residuos sólidos de superficies y suelos. Deben estar fabricados con materiales no absorbentes y ser fáciles de limpiar y desinfectar.

- **Mopas y trapos:** se emplean para limpiar y desinfectar superficies, incluyendo mesas, equipos y suelos. Es crucial que estos útiles sean de materiales que no liberen pelusas y que puedan ser desinfectados regularmente.

- **Esponjas y estropajos:** son utilizados para la limpieza de utensilios y pequeñas superficies. Deben ser de materiales resistentes y no abrasivos para evitar dañar las mismas.

- **Cubos y contenedores:** se utilizan para transportar y almacenar soluciones de limpieza y desinfección. Deben ser de materiales resistentes a productos químicos y fáciles de limpiar.

- **Raspadores:** son herramientas esenciales para eliminar residuos adheridos a superficies y equipos. Deben ser de materiales duraderos y fáciles de desinfectar.

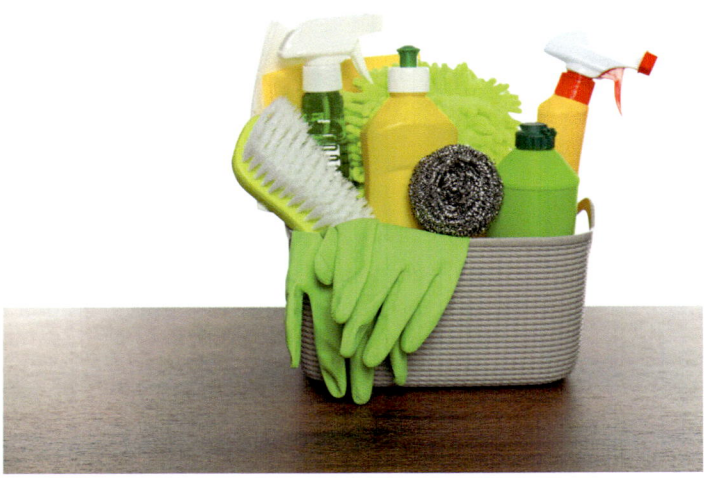

Figura 11.7. Productos y utensilios de limpieza.

Limpieza mecánica

- **Hidrolimpiadora o Karcher®:** utiliza agua a alta presión para limpiar grandes superficies, equipos y áreas difíciles de alcanzar. Son eficaces para eliminar suciedad incrustada y residuos difíciles.

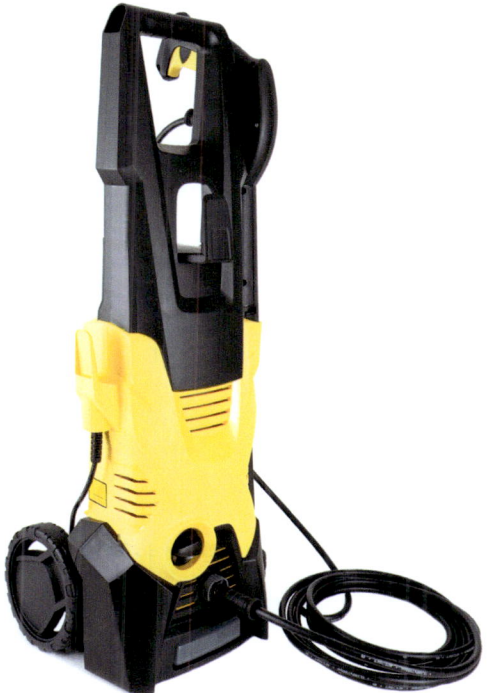

Figura 11.8. Hidrolimpiadora o Karcher®.

- **Lavavajillas industriales:** son fundamentales para asegurar la limpieza y desinfección adecuada de utensilios pequeños, bandejas, etc. Funcionan utilizando ciclos de lavado con agua caliente y productos desinfectantes.

- **Aspiradoras industriales:** se utilizan para eliminar polvo y residuos secos de superficies y equipos. Deben ser de alto rendimiento y estar equipadas con filtros adecuados para evitar la dispersión de partículas.

- **Fregadoras industriales:** son equipos mecánicos utilizados para la limpieza profunda de suelos. Combinan funciones de fregado, aspirado y secado en un solo paso, lo que mejora la eficiencia del proceso de limpieza.

- **Generadores de vapor:** son utilizados para la limpieza y desinfección de superficies mediante vapor a alta temperatura. Son eficaces para eliminar patógenos sin necesidad de productos químicos agresivos.

ACTIVIDAD

Completa las siguientes frases con las palabras adecuadas:

1. La limpieza y la _____ son esenciales para garantizar la seguridad alimentaria.
2. La _____ elimina residuos y suciedad adheridos a las superficies.
3. Para una desinfección efectiva, es crucial realizar primero una buena _____.
4. La _____ automatizada utiliza equipos y sistemas sin necesidad de desmontar los equipos.
5. Los productos de limpieza deben ser aptos para su uso en la _____ alimentaria.

11.2. El plan de limpieza y desinfección de empresa

La industria alimentaria deberá establecer un programa escrito de limpieza y desinfección que garantice que las instalaciones, los servicios, los equipos, los utensilios y los vehículos estarán sometidos a revisiones periódicas del estado de limpieza y desinfección no solo para proteger la salud de los consumidores, sino también para mantener la reputación y la viabilidad comercial de la empresa.

Estas operaciones tienen como fin último eliminar la suciedad y mantener controlada bajo mínimos la población microbiana. A través de una planificación meticulosa, la formación continua del personal y la evaluación constante, se puede poner en marcha un plan de limpieza y desinfección efectivo que cumpla con toda la normativa de seguridad alimentaria.

La puesta en marcha efectiva de un plan de limpieza y desinfección en una empresa alimentaria necesita un enfoque sistemático y coordinado:

1. **Planificación:** desarrollar un calendario detallado que especifique cuándo y cómo se realizarán las tareas de limpieza y desinfección. Se asignará de manera clara a todos los trabajadores sus responsabilidades asegurándose de que todo el mundo ha entendido cuál es su rol.

2. **Ejecución:** llevar a cabo las tareas según el plan establecido. Es fundamental que el trabajador siga las instrucciones al pie de la letra y utilice el equipo de protección personal adecuado para evitar riesgos para la salud.

3. **Evaluación:** revisar y evaluar continuamente el plan de limpieza y desinfección para identificar áreas de mejora. Las inspecciones regulares y las auditorías internas son herramientas valiosas para mantener la eficacia del plan.

Por tanto, en el plan de limpieza debe aparecer un registro de verificación de limpieza y desinfección que incluirá una lista de revisión y analíticas de superficies y equipos, con las fechas de toma de muestras, la descripción de la incidencia en el caso de que la hubiera, las medidas correctoras tomadas y la persona responsable del plan.

Es importante que el personal esté formado en relación con cómo deben ser los procesos de limpieza para cada superficie/dependencia/equipo, etc. Además, es interesante utilizar productos polivalentes que hagan más fácil la tarea de limpieza y desinfección, ya que demasiados productos pueden llevar a errores y, por lo tanto, no conseguir una higiene correcta.

Además, aparecerá por escrito el procedimiento de trabajo para la limpieza y desinfección de cada zona, maquinaria, equipo y utensilio detallando:

- Todas las dependencias de la empresa: almacenes, salas de manipulación, aseos y vestuarios, zonas de lavado de utensilios, etc. Se deberán señalar, cuando sea necesario, los recorridos para evaluar los puntos en los que pudiera existir riesgo de contaminación cruzada (zonas sucias).

- Productos que se van a utilizar en cada procedimiento: indicando la marca comercial del producto y sus fichas de seguridad.

- Procedimiento que se va a llevar a cabo: se describe cómo realizar el proceso, detallando desde la concentración del producto, los equipos y útiles, los métodos de limpieza, los medios de protección para los trabajadores (guantes, gafas, etc.); si es necesario desmontar la maquinaria, cómo hacerlo; etcétera.

- Frecuencia: esta frecuencia se determina para minimizar los riesgos de contaminación de cada equipo, maquinaria y útiles empleados en el proceso de elaboración. La frecuencia puede ser diaria, semanal, mensual...

- Persona responsable: es quien se encarga de llevar a cabo ese procedimiento, así como la persona encargada de llevar a cabo la verificación.

  — Validación y verificación: garantizan que el procedimiento se ha realizado de forma conveniente. Se efectuarán inspecciones visuales y otros métodos, como análisis microbiológico de las zonas, maquinaria y equipos que se han limpiado para confirmar la destrucción de los microorganismos en utensilios, equipos, estancias, etcétera.

  — Medidas correctivas: medidas que se deben adoptar en caso de que, tras la verificación, se confirme que el proceso no se está ejecutando de forma correcta.

Aunque, como ya hemos dicho, el proceso de verificación de este plan suele ser un proceso visual en el que se comprueba que todas las acciones se han desarrollado de la manera adecuada, aun así, se realizan análisis microbiológicos frecuentes para comprobar la eficacia del plan. En el caso de que aparezca algún tipo de incidencia, esta se registrará y se llevarán a cabo una serie de medidas correctoras para minimizar el riesgo de contaminación, además de la revisión del plan de limpieza y desinfección.

Las muestras microbiológicas se remitirán a un laboratorio autorizado y los resultados se anotarán y guardarán en el registro correspondiente. La parte negativa de analizar muestras microbiológicas es que estas no permiten poner en marcha las medidas correctoras necesarias de manera inmediata, ya que los resultados de las muestras se demoran varios días.

A continuación, aparecen algunos ejemplos de cómo podrían ser esos registros en una empresa que elabora conservas vegetales:

- El primero se trata del documento de planificación de la limpieza.

- En el segundo aparece el cuadro de ejecución de la limpieza de la zona de producción.

- Por último, aparece un tercer documento, en el que se recoge la verificación de la limpieza de las diferentes zonas que integran la zona de producción que hemos puesto como ejemplo, además del control analítico de la misma. Los boletines de los resultados analíticos realizados por laboratorios externos se archivarán de manera que puedan ser consultados si fuese necesario.

ZONA DE PRODUCCIÓN						
Superficies y/o elementos a limpiar	Frecuencia mínima	Producto	Dosificación	Temperatura agua	Forma de L+D	Persona responsable
SUELOS	Diario	Detergente	Según fabricante	Según fabricante		Responsable de producción
PAREDES Y PUERTAS	Quincenal	Detergente	Según fabricante	Según fabricante		Responsable de producción
SUPERFICIES, MAQUINARIA Y UTENSILIOS	Después de cada uso	Detergente + desinfectante	Según fabricante	Según fabricante		Responsable de producción
TECHOS Y LÁMPARAS	Quincenal	Detergente	Según fabricante	Según fabricante		Responsable de producción

PLAN DE LIMPIEZA Y DESINFECCIÓN: ZONA DE PRODUCCIÓN

MES/AÑO	SEMANA 1						SEMANA 2						SEMANA 3						R01 EJECUCIÓN — SEMANA 4					
	L	M	X	J	V	S	L	M	X	J	V	S	L	M	X	J	V	S	L	M	X	J	V	S
Suelos																								
Paredes y puertas																								
Superficies de trabajo																								
Maquinaria/ utensilios																								
Techos y lámparas																								
OBSERVACIONES																								
RESPONSABLE																								

VERIFICACIÓN LIMPIEZA Y DESINFECCIÓN							R02 VERIFICACIÓN
Zona	Verificación		Medidas correctoras	Fecha	Responsable	Firma	Observaciones
	Apto	No apto					
Zona de producción							
Maquinaria							
Utensilios y equipos							
Almacenes fríos							
Almacenes							
Servicios higiénicos							
Control analítico							

ACTIVIDAD

Imagina que trabajas en una pequeña empresa alimentaria dedicada a la elaboración de conservas vegetales. Como sabes, el plan de limpieza y desinfección es de vital importancia para garantizar unos alimentos saludables y seguros. A continuación, se presenta un ejercicio para aplicar este plan:

1. Crea un pequeño plano donde se aprecien las diferentes estancias de la fábrica: zona de trabajo, almacén, aseos, etcétera.

2. Inspección inicial: realiza una inspección de la fábrica para identificar todas las áreas que requieren limpieza y desinfección. Puedes ayudarte del plano que has creado en el punto anterior. Elabora, también, un listado con la maquinaria que creas necesaria para llevar a cabo la elaboración de conservas vegetales.

3. Establece rutinas: crea rutinas diarias, semanales y mensuales para llevar a cabo la limpieza y desinfección en la fábrica. Por ejemplo:

   ■ Diariamente: limpia y desinfecta las mesas de trabajo después de cada elaboración.

   ■ Semanalmente: realiza una limpieza exhaustiva de los almacenes.

   ■ Mensualmente: limpia y desinfecta los conductos de ventilación para mantener una buena calidad del aire.

4. Adquirir productos adecuados: identifica, con la ayuda de internet, los productos de limpieza y desinfección adecuados para cada superficie y área. Busca sus fichas técnicas en internet y anota las instrucciones del fabricante (dosis, temperatura de agua, tiempo de aplicación...).

5. Realiza, también, un listado con los aparatos y útiles para llevar a cabo la L+D.

6. Designa a las personas responsables de llevar a cabo el plan de L+D. Justifica tu respuesta.

Diseña una tabla donde se recojan todos estos puntos.

RESUMEN

La limpieza y desinfección son procesos cruciales en la industria alimentaria para eliminar residuos, suciedad y reducir la población microbiana a niveles seguros. Estos procesos aseguran la inocuidad y seguridad de los productos alimentarios. La limpieza elimina la suciedad mediante detergentes y agua, mientras que la desinfección elimina o reduce microorganismos a niveles no peligrosos. Existen diferentes métodos de limpieza, como la limpieza física, automatizada y la limpieza en sitio (CIP). Para ser efectivos, ambos procesos deben complementarse, seguir normativas de seguridad y ser verificados regularmente mediante análisis microbiológicos y registros detallados.

ACTIVIDADES FINALES

TEST DE EVALUACIÓN

11.1. **¿Cuál es el objetivo principal de la limpieza y desinfección en la industria alimentaria?**

a) Aumentar la producción.

b) Mejorar el sabor de los alimentos.

c) Eliminar restos de alimentos y suciedad, y reducir la población microbiana.

d) Reducir el consumo de agua.

11.2. **¿Qué se usa generalmente para la limpieza en la industria alimentaria?**

a) Solo agua.

b) Jabones o detergentes y agua.

c) Solo detergentes.

d) Solo desinfectantes.

11.3. **¿Cuál de los siguientes no es un tipo de limpieza mencionado en el texto?**

a) Limpieza física o manual.

b) Limpieza automática.

c) Limpieza en sitio (CIP).

d) Limpieza química directa.

11.4. **¿Qué característica no debe tener un desinfectante?**

a) No ser corrosivo.

b) Ser tóxico en altas concentraciones.

c) No producir manchas ni olores.

d) Ser estable.

11.5. **¿Cuál es una desventaja de la limpieza manual?**

a) Es rápida.

b) Puede causar contaminación cruzada si no se realiza correctamente.

c) No necesita mano de obra.

d) Es económica.

11.6. **¿Qué se debe hacer antes de la desinfección para que sea efectiva?**

a) Calentar las superficies.

b) Dejar las superficies secas.

c) Aplicar una capa de aceite.

d) Realizar una buena limpieza.

11.7. **¿Cuál de los siguientes no es un paso del proceso de limpieza y desinfección?**

a) Prelavado.

b) Enjuagado intermedio.

c) Enfriado de superficies.

d) Aplicación de desinfectantes.

11.8. **¿Qué método se utiliza para verificar la correcta aplicación del plan de limpieza y desinfección?**

a) Solo inspección visual.

b) Controles de superficies mediante análisis microbiológico.

c) Solo revisión de documentos.

d) Inspección por clientes.

11.9. **¿Qué tipo de limpieza es más eficiente en equipos con tuberías o tanques difíciles de desmontar?**

a) Limpieza manual.

b) Limpieza automatizada.

c) Limpieza en sitio (CIP).

d) Limpieza con cepillos.

11.10. **¿Qué debe incluir un registro de verificación de limpieza y desinfección?**

a) Solo la fecha de limpieza.

b) Lista de revisión y analíticas de superficies y equipos.

c) Nombre del encargado de limpieza.

d) Lista de productos utilizados.

11.11. **¿Qué es importante cubrir antes de comenzar las operaciones de limpieza y desinfección?**

a) Los equipos eléctricos.

b) Las superficies de trabajo.

c) Los alimentos.

d) Las ventanas.

11.12. **¿Qué es una característica económica importante de los desinfectantes?**

a) Ser costosos.

b) Requerir alta inversión inicial.

c) Ser inflables.

d) Ser económicos.

11.13. **¿Qué se necesita para el uso correcto de los productos de limpieza y desinfección?**

a) Mantenerlos en sus embalajes originales.

b) Solo usar agua.

c) Mezclarlos siempre.

d) Aplicarlos directamente sobre alimentos.

11.14. **¿Cuál es una ventaja de la limpieza automatizada?**

a) Bajo coste inicial.

b) Disminuye el riesgo de contaminación cruzada.

c) No requiere mantenimiento.

d) Es adecuada para todos los equipos.

11.15. **¿Qué debe hacer el personal antes de empezar las tareas de limpieza según el plan?**

a) Reubicar productos alimentarios.

b) Apagar las luces.

c) Mezclar productos de limpieza.

d) Dejar las ventanas abierta.

GLOSARIO

- **CIP (*cleaning in place*)**: limpieza automatizada sin desmontar equipos.

- **Contaminación cruzada**: transferencia de contaminantes de una superficie a otra.

- **Desinfección**: proceso para eliminar o reducir microorganismos a niveles seguros.

- **Detergente**: sustancia que se usa para limpiar superficies.

- **Frecuencia de limpieza**: intervalos de tiempo en los que se realiza la limpieza.

- **Inocuidad**: condición de los alimentos de ser seguros para el consumo.

- **Limpieza**: eliminación de residuos y suciedad de superficies.

- **Microorganismos**: seres microscópicos que pueden causar enfermedades.

- **Normativa de seguridad alimentaria**: conjunto de reglas para garantizar la seguridad de los alimentos.

12

Food defense

Contenido

12.1. Introducción a *food defense*

La *food defense*, o defensa alimentaria, es un concepto cada vez más importante en la industria de la alimentación debido a la creciente preocupación por la seguridad de los alimentos. Se refiere a la protección de los alimentos contra actos deliberados de contaminación o sabotaje que puedan poner en peligro la salud de los consumidores. Esto incluye la protección de los alimentos desde su producción hasta su consumo final.

El concepto de *food defense* comenzó a cobrar importancia a partir de los ataques del 11 de septiembre de 2001 en Estados Unidos, que llevaron a las autoridades a tomar medidas más estrictas para proteger la seguridad alimentaria. Estos eventos subrayaron la vulnerabilidad de las cadenas de suministro alimentario ante actos terroristas y otras formas de sabotaje, motivando a las autoridades a establecer protocolos más estrictos para proteger la seguridad alimentaria. A partir de entonces, se implementaron protocolos y procedimientos para prevenir y detectar posibles amenazas en la cadena alimentaria.

En el año 2011, la Administración de Alimentos y Medicamentos de los Estados Unidos (FDA) publicó la Ley de Modernización de la Inocuidad de los Alimentos, que incluye disposiciones específicas para la *food defense*. Esta normativa establece la obligación de las empresas alimentarias de implementar medidas de seguridad para proteger sus productos de posibles contaminaciones intencionales.

Desde entonces, la *food defense* se ha convertido en una parte integral de los programas de inocuidad alimentaria en todo el mundo, ya que la seguridad alimentaria es una preocupación creciente para los consumidores y las autoridades sanitarias. Las empresas alimentarias deben estar atentas a posibles amenazas y contar con planes de acción para hacer frente a situaciones de riesgo. Este enfoque proactivo es esencial no solo para proteger la salud pública, sino también para mantener la confianza del consumidor y la integridad del mercado alimentario.

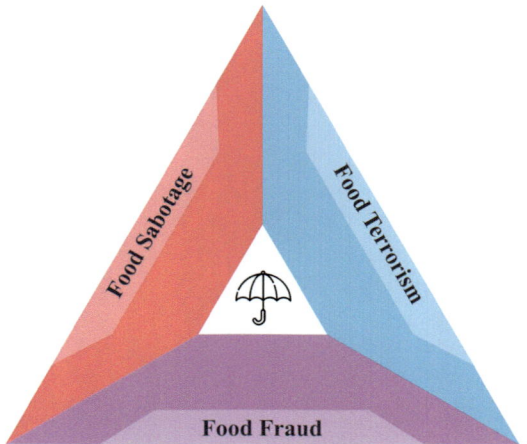

Figura 12.1. *Food defense.*

La *food defense* se define como el conjunto de políticas, procedimientos y medidas de protección diseñadas para prevenir, proteger, mitigar, responder y recuperar incidentes deliberados dirigidos contra la cadena alimentaria.

Los objetivos principales de la *food defense* son:

- **Prevención actos maliciosos:** desarrollando medidas que disuadan a individuos con intenciones maliciosas de realizar ataques contra la cadena de suministro alimentaria.

- **Protección de la salud pública:** evitando que los consumidores se vean expuestos a productos alimenticios intercionalmente contaminados que puedan causar enfermedades o muerte.

- **Protección de la economía:** minimizando el impacto económico que podría resultar de un incidente de adulteración intencionada, incluyendo pérdidas en la industria alimentaria, costos de recuperación y pérdida de confianza del consumidor.

- **Garantizar la continuidad del negocio:** asegurando que las operaciones de la industria alimentaria puedan continuar con el mínimo de interrupciones en caso de un incidente de la *food defense*.

En un mundo donde las amenazas a la seguridad alimentaria pueden tener graves consecuencias para la salud pública y la economía, *food defense* emerge como una estrategia vital para proteger la cadena de suministro de alimentos contra actos intencionales de adulteración y contaminación. Mientras que la seguridad alimentaria (*food safety*) se centra en la prevención de peligros accidentales que puedan causar enfermedades, la *food defense* aborda la protección contra amenazas intencionadas, como el bioterrorismo, el sabotaje, la adulteración económica y otras actividades maliciosas.

12.2. Papel de las empresas en la defensa de los alimentos (*food defense*)

Las empresas alimentarias juegan un papel fundamental en la implementación de la *food defense*. Es su responsabilidad desarrollar y mantener medidas de seguridad efectivas para prevenir y detectar actos malintencionados que puedan comprometer la calidad e inocuidad de los alimentos. Esto incluye la creación de planes de seguridad alimentaria, la asignación de responsabilidades dentro de la organización y la capacitación constante del personal en prácticas seguras.

Un componente clave del enfoque empresarial hacia la *food defense* es la vigilancia de la cadena de suministro. Esto implica la realización de simulacros y auditorías internas para evaluar la efectividad de las medidas de seguridad implementadas. Además, las empresas deben cumplir con las normativas y regulaciones establecidas por las autoridades competentes, asegurando que los productos que llegan al consumidor final sean seguros y de alta calidad.

Las empresas también deben estar preparadas para actuar rápidamente en caso de detectar problemas relacionados con la inocuidad de los alimentos, ya sea por contaminación, adulteración o cualquier otra situación que pueda poner en riesgo la salud de los consumidores. La transparencia y la comunicación efectiva con las autoridades y los consumidores son cruciales en estos casos, demostrando el compromiso de la empresa con la seguridad alimentaria. Este compromiso no solo protege la salud pública, sino que también preserva la reputación y la viabilidad económica de la empresa.

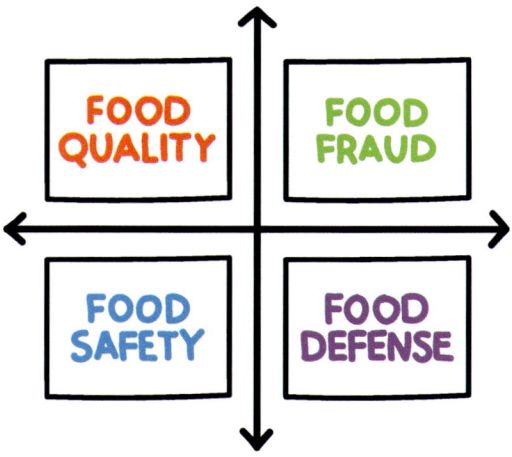

Figura 12.2. Plan *food defense*.

Un plan de *food defense* eficaz debe ser integral y adaptado a las necesidades específicas de cada empresa. Los componentes clave de un plan de *food defense* incluyen:

- **Evaluación de riesgos y vulnerabilidades:** realizar una evaluación exhaustiva para identificar y analizar las posibles amenazas y puntos vulnerables en la cadena de suministro.

- **Medidas de mitigación:** implementar medidas de seguridad física y de procesos para proteger las instalaciones, productos y empleados. Esto puede incluir control de acceso, vigilancia, capacitación del personal y procedimientos de emergencia.

- **Formación y concienciación:** educar a los empleados sobre las políticas de *food defense*, los signos de adulteración y las acciones que se deben seguir en caso de sospecha o incidente.

- **Monitoreo y verificación:** establecer sistemas de monitoreo para detectar actividades sospechosas y verificar que las medidas de mitigación se están implementando correctamente.

- **Respuesta y recuperación:** desarrollar un plan de respuesta para actuar rápidamente en caso de un incidente, incluyendo procedimientos de comunicación, retirada de productos y recuperación de operaciones.

12.3. El operario y la defensa alimentaria *(food defense)*

Los operarios de las empresas alimentarias también desempeñan un papel crucial en la defensa alimentaria. Es importante que el personal esté capacitado para identificar posibles riesgos de contaminación y actuar de manera proactiva para prevenir situaciones de riesgo. Esto incluye mantener una higiene adecuada, reportar cualquier incidente sospechoso y seguir protocolos de seguridad establecidos.

Además, los operarios deben familiarizarse con todas las normativas y regulaciones vigentes en materia de seguridad alimentaria, garantizando que los productos cumplan con los estándares de calidad y se encuentren libres de cualquier tipo de contaminación.

El papel de los operarios en la defensa alimentaria va más allá de simplemente producir alimentos. Ellos son los últimos eslabones de la cadena de producción y tienen en sus manos la responsabilidad de asegurar que los alimentos que llegan a los consumidores sean seguros y de alta calidad.

Por eso, es fundamental que las empresas alimentarias brinden a sus empleados la formación y herramientas necesarias para desempeñar su trabajo de manera eficiente y segura. Además, es importante fomentar una cultura de seguridad alimentaria en la que todos los empleados estén comprometidos con la prevención de riesgos y el cumplimiento de las normativas establecidas.

Los operarios deben conocer las amenazas a la cadena alimentaria, ya que estas pueden provenir de diversas fuentes y adoptar diferentes formas:

- **Bioterrorismo:** la introducción deliberada de agentes biológicos o químicos en los alimentos para causar daño o miedo en la población.

- **Sabotaje:** daño intencionado a las instalaciones, equipos o productos alimenticios para interrumpir las operaciones o dañar la reputación de la empresa.

- **Adulteración económica:** introducción de ingredientes no autorizados o de menor calidad para reducir costos, lo que puede comprometer la seguridad del producto.

- **Vandalismo:** actos de destrucción o daño a instalaciones o productos, a menudo por razones no económicas.

- *Insider threats*: amenazas que provienen de empleados o personas con acceso interno a las instalaciones, quienes pueden tener motivos para causar daño.

Saber identificar y evaluar las vulnerabilidades en la cadena alimentaria es crucial para desarrollar un plan efectivo de *food defense*.

12.4. Medidas de control en la defensa alimentaria (*food defense*)

Existen diversas medidas de control que las empresas pueden implementar para garantizar la defensa de los alimentos.

- **Seguridad física:** asegurar que las instalaciones estén protegidas contra accesos no autorizados mediante el uso de cerraduras, cámaras de vigilancia, control de acceso y personal de seguridad.

- **Seguridad del personal:** realizar verificaciones de antecedentes a empleados y proveedores, capacitar al personal en la detección de amenazas y establecer políticas claras para reportar comportamientos sospechosos.

- **Seguridad del proceso:** implementar controles estrictos en los procesos de producción, almacenamiento y distribución para asegurar que los productos no puedan ser adulterados.

- **Seguridad del producto:** utilizar envases y etiquetas a prueba de manipulación, realizar pruebas regulares de los productos y mantener una trazabilidad completa de los lotes de producción.

- **Colaboración con autoridades y *stakeholders*:** trabajar en conjunto con autoridades locales, nacionales e internacionales, así como con otros actores de la industria, para compartir información y mejores prácticas en materia de *food defense*.

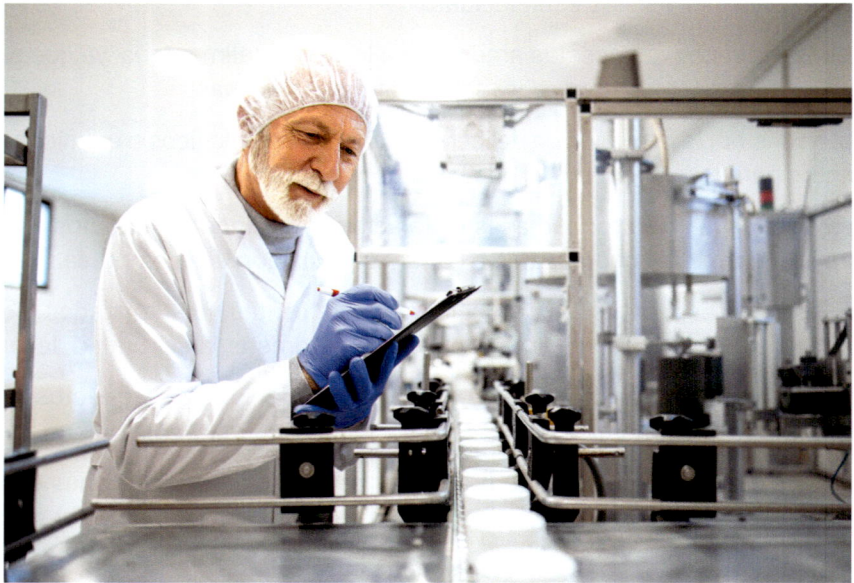

Figura 12.3. Medidas de control en *food defense*.

12.5. Presencia de *food defense* en las normas de seguridad alimentaria

La importancia de la *food defense* se refleja en las normas de seguridad alimentaria, como la norma ISO 22000 y el sistema de Análisis de Peligros y Puntos Críticos de Control (APPCC). Estas normas incluyen requisitos específicos relacionados con la defensa alimentaria, como la identificación de puntos críticos de control, la implementación de medidas preventivas y la realización de auditorías de seguridad alimentaria. Cumplir con estas normas es fundamental para garantizar la calidad e inocuidad de los alimentos.

IFS (*International Food Standard*) y BRC (*British Retail Consortium*) son sistemas de seguridad alimentaria que incluyen requisitos para el control de peligros alimentarios, incluida la *food defense*. La *food defense* se refiere a las medidas de seguridad implementadas para proteger la cadena alimentaria contra posibles amenazas intencionales, como sabotaje, adulteración o contaminación deliberada.

Ambos sistemas de seguridad alimentaria, IFS y BRC, incluyen requisitos específicos para la implementación de medidas de *food defense* en las instalaciones de producción de alimentos. Estos requisitos pueden incluir la evaluación de vulnerabilidades, la implementación de controles para prevenir la adulteración de alimentos, la capacitación del personal en detectar y reportar posibles amenazas, y la realización de auditorías internas para verificar el cumplimiento de los protocolos de *food defense*.

Además, diversos organismos internacionales y nacionales han establecido normativas y requisitos específicos para la implementación de *food defense* en la industria alimentaria. Algunas de las principales normativas incluyen:

- **Food Safety Modernization Act (FSMA):** en Estados Unidos, la FSMA incluye un reglamento específico sobre la defensa de los alimentos (*Intentional Adulteration Rule*) que exige a las empresas alimentarias identificar y mitigar vulnerabilidades que podrían ser explotadas para causar daño intencionado.

- **Reglamento (UE) 2017/625:** en la Unión Europea, este reglamento aborda el control oficial de los alimentos y piensos, y establece requisitos para proteger la cadena alimentaria de suministro contra actos intencionados.

- **Normas GFSI:** la Iniciativa Global de Seguridad Alimentaria (GFSI) ha incorporado requisitos de *food defense* en sus esquemas de certificación, como el BRC, IFS y FSSC 22000.

ACTIVIDAD

Busca, con la ayuda de internet, diferentes incidentes en los que la falta de medidas de *food defense* hayan tenido como resultado graves consecuencias.

ACTIVIDAD

Indica si las siguientes afirmaciones son verdaderas o falsas y justifica tu respuesta:

■ *Food defense* se refiere a la protección de los alimentos contra actos accidentales de contaminación.

■ La importancia de la *food defense* se incrementó después de los ataques del 11 de septiembre de 2001.

■ La Ley de Modernización de la Inocuidad de los Alimentos fue publicada por la FDA en 2011.

■ *Food defense* y *food safety* son conceptos que se centran en prevenir peligros accidentales.

■ La protección de la salud pública es uno de los objetivos principales de la *food defense*.

■ La adulteración económica es una forma de amenaza que la *food defense* busca prevenir.

■ Las empresas alimentarias no tienen la responsabilidad de desarrollar medidas de seguridad para prevenir actos malintencionados.

■ La vigilancia de la cadena de suministro es un componente clave del enfoque empresarial hacia la *food defense*.

■ Los operarios de las empresas alimentarias no necesitan capacitación en prácticas seguras.

■ Los estándares ISO 22000 y APPCC incluyen requisitos específicos relacionados con la defensa alimentaria.

RESUMEN

La *food defense* es un concepto crucial en la industria alimentaria, enfocado en proteger los alimentos de actos deliberados de contaminación o sabotaje. Este enfoque ganó relevancia tras los ataques del 11 de Septiembre de 2001, lo que llevó a implementar estrictos protocolos de seguridad. En 2011, la FDA publicó la Ley de Modernización de la Inocuidad de los Alimentos, estableciendo medidas específicas de *food defense*. Este concepto incluye la prevención de actos maliciosos, la protección de la salud pública, la economía y la continuidad del negocio. Las empresas juegan un papel vital al desarrollar planes de seguridad, capacitar al personal y realizar auditorías internas. Los operarios también son fundamentales, requiriendo capacitación constante y compromiso con la seguridad. Diversas normativas internacionales, como ISO 22000 y GFSI, incorporan requisitos específicos de *food defense* para proteger la cadena alimentaria contra amenazas intencionadas.

ACTIVIDADES FINALES

TEST DE EVALUACIÓN

12.1. **¿Qué es *food defense*?**

a) Protección contra peligros accidentales en los alimentos.

b) Protección de los alimentos contra actos deliberados de contaminación.

c) Control de la calidad de los alimentos.

d) Gestión de la producción de alimentos.

12.2. **¿Cuándo comenzó a cobrar importancia el concepto de *food defense*?**

a) En la década de 1980.

b) Después de la crisis financiera de 2008.

c) Tras los ataques del 11 de septiembre de 2001.

d) Con la aparición de la pandemia de COVID-19.

12.3. **¿Cuál es uno de los principales objetivos de la *food defense*?**

a) Proteger la salud pública.

b) Aumentar la producción de alimentos.

c) Reducir los costos de producción.

d) Mejorar el sabor de los alimentos.

12.4. **¿Qué normativa incluye disposiciones específicas para *food defense* publicada en 2011?**

a) ISO 9001.

b) Ley de Modernización de la Inocuidad de los Alimentos.

c) Reglamento (UE) 2017/625.

d) Ley de Seguridad Alimentaria.

12.5. **¿Cuál de las siguientes amenazas es abordada por la *food defense*?**

a) Errores humanos.

b) Fallos mecánicos.

c) Cambios climáticos.

d) Adulteración económica.

12.6. **¿Qué deben hacer las empresas alimentarias según la *food defense*?**

a) Reducir el precio de sus productos.

b) Eliminar las inspecciones de calidad.

c) Centrarse únicamente en la producción.

d) Desarrollar y mantener medidas de seguridad efectivas.

12.7. **¿Qué es un componente clave del enfoque empresarial hacia la *food defense*?**

a) La vigilancia de la cadena de suministro.

b) Aumentar las ventas.

c) Mejorar el sabor de los productos.

d) Reducir el número de empleados.

12.8. **¿Qué papel juegan los operarios en la defensa alimentaria?**

a) Solo producen alimentos sin necesidad de capacitación.

b) Son responsables de la seguridad de los alimentos.

c) Solo manejan las materias primas.

d) No tienen un papel importante.

12.9. **¿Qué es esencial para un plan eficaz de *food defense*?**

a) Reducir costos.

b) Ignorar las normativas.

c) Evaluación de riesgos y vulnerabilidades.

d) Incrementar la velocidad de producción.

12.10. **¿Qué normativa internacional incluye requisitos de *food defense*?**

a) ISO 22000.

b) ISO 9001.

c) ISO 14000.

d) OHSAS 18001.

GLOSARIO

- **Adulteración económica**: introducción de ingredientes no autorizados para reducir costos.

- **Bioterrorismo**: uso de agentes biológicos o químicos para causar daño intencional.

- **Cadena de suministro**: secuencia de procesos involucrados en la producción y distribución de alimentos.

- **Contaminación intencional**: introducción deliberada de agentes dañinos en los alimentos.

- *Food defense*: conjunto de medidas y procedimientos para proteger los alimentos de actos intencionales de adulteración o sabotaje.

- **Inocuidad alimentaria**: seguridad de los alimentos asegurando que no causarán daño al consumidor.

- **Ley de Modernización de la Inocuidad de los Alimentos**: normativa de la FDA que incluye disposiciones específicas para la *food defense*.

- **Simulacro**: ejercicio práctico para evaluar la efectividad de las medidas de seguridad.

Bibliografía

- Armendáriz Sanz, J. L., *Seguridad e higiene en la manipulación de alimentos*, 3. ª edición, Ediciones Paraninfo S. A., Madrid, 2017.

- García Hurtado, M., *MF0546_1: Higiene general en la industria alimentaria*, 1. ª edición, IC Editorial, Málaga, 2012.

- Rodríguez González, P., *UF0698: Manejo de instalaciones para la elaboración de productos alimentarios*, 1. ª edición, IC Editorial, Málaga, 2013.

- García Hurtado, M., *MF0543_1: Preparación de materias primas*, 1. ª edición, IC Editorial, Málaga, 2013.

- Celaya Carrillo, C.; Cedrón Remartínez, E.; Serrano Arrogante, J. J.; *et al., Guía para el diseño, implantación y mantenimiento de un sistema APPCC y prácticas correctas de higiene en las empresas alimentarias*. 1. ª edición, Dirección General de Salud Pública y Alimentación; Madrid, 2007.

- Cata i Robles, M.; Saltor Jacas, M., *Manual del responsable del autocontrol en la industria alimentaria*, 1. ª edición, Agència Catalana de Seguretat Alimentària, Barcelona, 2023.

- Alustiza Landa, A.; Bados Acebes, A.; Cuadrado Lanciana, V., *Estándar AFPCC* 2. ª edición, Servicio Central de Publicaciones del Gobierno Vasco, Vitoria-Gasteiz, 2017.

- *Seguridad Alimentaria Nutricional. Conceptos Básicos*, 3. ª edición, 2011.
https://www.fao.org/3/at772s/at772s.pdf

- Codex Alimentarius, 2. ª edición, Roma, 2005
https://www.fao.org/3/a0369s/a0369s.pdf

- Agencia Española de Seguridad Alimentaria y Nutrición
https://www.aesan.gob.es/AECOSAN/web/home/aecosan_inicio.htm

- Agencia Catalana de Seguridad Alimentaria: *Defensa alimentaria (Food Defense)*
https://acsa.gencat.cat/es/detall/article/Defensa-alimentaria-Food-Defense

- Agencia Catalana de Seguridad Alimentaria: *Presentación de Eva Ortiz de Muns Consultors sobre Food Defense*
https://acsa.gencat.cat/web/.content/Documents/Seguretat-alimentaria/food_defense_eva.pdf